ÉTUDE

SUR LA

SYPHILIS TRACHÉALE

MONTPELLIER ET CETTE. — TYPOGRAPHIE BOEHM ET FILS.

ÉTUDE

SUR LA

SYPHILIS TRACHÉALE

PAR

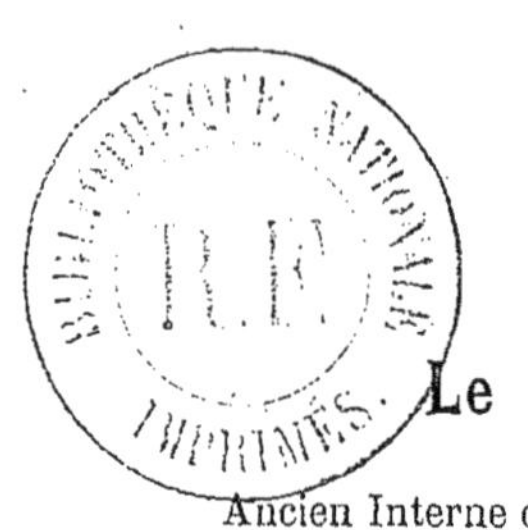

Le Dr Alfred REY

Ancien Interne des hôpitaux de Lyon et d'Alger.

***

PARIS

ADRIEN DELAHAYE, LIBRAIRE-ÉDITEUR

Place de l'École-de-Médecine

MONTPELLIER

C. COULET, LIBRAIRE-ÉDITEUR

LIBRAIRE DE LA FACULTÉ DE MÉDECINE, DE L'ACADÉMIE DES SCIENCES ET LETTRES
ET DE LA SOCIÉTÉ DES BIBLIOPHILES LANGUEDOCIENS

GRAND'RUE, 5

1874

INTRODUCTION

Vers la fin de l'année 1872, à l'hôpital civil d'Alger, notre attention fut attirée sur les manifestations syphilitiques de la trachée. Il nous a été donné, depuis lors, d'en observer un nouveau cas à l'Hôtel-Dieu de Lyon.

La rareté de cette affection et l'inutilité de nos investigations pour découvrir, à son sujet, quelque travail de longue haleine, nous ont engagé à écrire cette étude. Hâtons-nous de déclarer que nous n'avons nullement eu la prétention de présenter ici un traité complet sur la syphilis trachéale. Ajouter aux faits déjà connus quelques observations nouvelles, en faire ressortir les principaux traits : tel a été simplement notre but.

Nous avons divisé en quatre parties cette étude : dans la première, nous esquisserons l'historique tout à fait moderne de la question ; l'examen de la nature des accidents et l'époque de leur apparition feront l'objet de la deuxième ; les deux dernières comprendront l'anatomie pathologique et quelques considérations cliniques.

Qu'il nous soit permis de témoigner ici notre gratitude à M. Létiévant, chirurgien en chef de l'Hôtel-Dieu de Lyon, sous la bienveillante direction duquel deux de nos observations nouvelles ont été recueillies. Nous adresserons en même temps nos remerciements à nos obligeants collègues MM. Teissier et Cartaz, à MM. Porak et Rafinesque, internes des hôpitaux de Paris ; enfin à notre excellent ami le D\u207f Jullien, pour l'empressement toujours nouveau qu'il a apporté à nous seconder dans nos recherches.

ÉTUDE

SUR LA

SYPHILIS TRACHÉALE

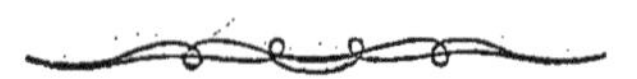

CHAPITRE PREMIER

Historique.

Les auteurs anciens se bornent à indiquer la présence d'ulcérations dans la trachée, sans mention spéciale sur leur nature. Tels sont, par exemple, les cas isolés rapportés par Morgagni [1]. Déjà, vers le commencement de notre siècle, nous voyons Cayol [2] insister sur les lésions trachéales avec intégrité du poumon ; et cependant, en 1837, Trousseau et Belloc [3], parlant des ulcérations de la trachée, nient encore formellement leur existence en l'absence de phthisie pulmonaire ou laryngée. Presque en même temps, après Hawkins [4], Barth avait remarqué que les ulcères vénériens semblent marcher, par propagation, de l'isthme du gosier vers les parties profondes : larynx, trachée, bronches [5]. Il admet en même temps des altérations primitives de la trachée.

---

[1] Morgagni ; Epist. 44, nº 15, — Epist. 58.

[2] Cayol ; Recherches sur la phthisie trachéale. 1810.

[3] Trousseau et Belloc ; Traité pratique de la phthisie laryngée. 1837.

[4] Hawkins ; Des ulcères syphilitiques du larynx.

[5] Barth ; Mémoire sur les ulcérations des voies aériennes. (Archives générales de médecine, 3ᵉ série, tom. V.)

Jusque-là il n'est pas fait mention d'ulcères spécifiques limités à la trachée. Dans son *Traité théorique et pratique de la syphilis,* M. Desprès [1] attribue, selon Sadowski (de Prague), l'origine des travaux sur le rétrécissement syphilitique de la trachée à Munk [2], qui aurait signalé le premier des ulcérations spécifiques du conduit aérien et des bronches. En réalité, c'est à Worthington [3] qu'on doit la première observation d'angustie trachéale produite par la syphilis. En 1844, Lagneau, après avoir parlé des accidents syphilitiques de l'arrière-bouche, affirme la possibilité de leur localisation «sur les muqueuses, depuis le larynx jusqu'aux ramifications les plus profondes des bronches, où le principe contagieux occasionne par suite, quoi qu'on ait pu dire et écrire de contraire dans des ouvrages assez récents, une vraie phthisie laryngée ou pulmonaire [4]». Le *Résumé des autopsies de Prague,* par Dittrich [5], signale un fait «de *blennorrhagie* pulmonaire avec dilatation partielle des bronches et ulcérations d'un aspect particulier dans les voies respiratoires». L'auteur décrit des ulcères profonds, d'*un pouce* de diamètre, recouverts d'une exsudation purulente ; ils siégent au-dessus de la bifurcation des bronches ; le tissu sous-muqueux environnant et la paroi de la bronche droite sont épaissis, lardacés.

Dix années s'écoulent encore avant que des faits analogues soient recueillis en France ; deux observations, celle de M. Moissenet [6] et celle de M. Vigla [7], inspirent l'excellente thèse de Charnal [8], basée seulement sur trois observations, les deux précédentes et

---

[1] Armand Desprès. 1873.

[2] Munk ; *London med. gaz.* 1841.

[3] Worthington ; *Medico-chirurgical transact.,* tom. XXV. London. 1842. — Archives générales de médecine. 1843. — Cruveilhier ; Anatom. path., tom. II, pag. 227. 1852.

[4] Lagneau ; Dictionnaire en 30 vol., tom. XXIX.

[5] Dittrich ; *Prager Viertelg.,* vol. I, pag. 26. 1849.

[6] Union médicale. 1858.

[7] Union médicale. 1859. Maladies de la peau et syphilis, pag. 119. Gibert, 1860.

[8] Charnal ; Des rétrécissements cicatriciels de la trachée. Thèse de Paris, 1859.

celle de Worthington. En même temps, Martini mentionne de nouveau en Angleterre les affections trachéales syphilitiques [1], tandis qu'alors encore Virchow [2] déclare que « les lésions spécifiques des voies respiratoires en dessous du larynx deviennent de plus en plus problématiques ». Il croit pourtant avoir vu ces dernières affectées, et cite le fait que nous reproduisons.

En 1861, nous trouvons, encore en Angleterre, le cas de Russel et Bolton [3]. La même année, M. Civet publie une thèse sur les *Rétrécissements de la trachée* [4]. Elle ne renferme qu'un seul fait nouveau de cause syphilitique douteuse.

L'année suivante fournit deux observations, l'une de Forster [5], la seconde de Bœckel (de Strasbourg). C'est encore sous l'influence d'une intervention chirurgicale suivie d'un insuccès provoqué par des complications de sténose bronchique, que ce chirurgien écrit son *Étude clinique des rétrécissements syphilitiques de la trachée* [6].

Nous n'avons pu parvenir à nous procurer *in extenso*, ni à Paris ni à Londres, trois cas de syphilis trachéale recueillis en Angleterre par Wilks [7], et résumés très-sommairement dans le *A year book of medicine and surgery* [8] : « Dans le premier, il y a eu une véritable angustie de la trachée due à une ulcération, en même temps que l'épiglotte était détruite et l'intérieur (?) cicatrisé d'une façon qui ne laissait aucun doute sur l'origine syphilitique ». Le deuxième cas est à peu près semblable : la trachée était rétrécie à la suite d'ulcérations. Le troisième montrait un épaississement considérable des tissus fibreux de ce conduit, véritable sclérose due à la syphilis.

---

[1] *On tracheotomy Schmidt's Jahrb.*, v. 102, pag. 73-110. 1859.

[2] Virchow; Syphilis constitutionnelle, pag. 151. 1860.

[3] Russel and Bolton; *Case of syphilitic inflammation. Ulcer in the trachea. Britisch med. journ.* April, 6.

[4] Civet; Thèse de Montpellier. 1861.

[5] Forster; *Handbuch der Pathol.*, pag. 113. 1862.

[6] Bœckel; Strasbourg. 1862.

[7] Wilks; *On the syphilis affect. of org. intern.*, pag. 195.

[8] Londres. 1863.

En même temps, dans son Atlas d'anatomie pathologique [1], Lancereaux reproduisait un processus analogue.

Déjà, en 1859, nous avons vu MM. Moissenet et Vigla, par deux communications successives, attirer l'attention sur cette affection, pour ainsi dire nouvelle en France à cette époque. La lecture du Mémoire [2] de M. Bœckel à la Société de chirurgie, la publication par M. Bourdon [3] d'un fait nouveau, viennent, en 1864, soulever de nouvelles discussions et jeter sur cette question de plus vives lumières. Cette fertile année nous apporte bientôt après la relation, aujourd'hui encore peut-être unique, de succès complet obtenu à l'aide du seul traitement interne [4]. Le diagnostic, mis en doute tout d'abord par M. Voillez, est aussitôt confirmé par la Société médicale des hôpitaux de Paris [5]. Deux nouvelles thèses, à un court intervalle, viennent encore effleurer notre sujet : la première de Baudré, avec trois observations, dont une (Bourdon) de sténose syphilitique [6]; la seconde de V. Mary, sur les Rétrécissements des voies aériennes [7].

A cette époque, Rollet [8], le premier, nous fait entrevoir la propagation à la trachée des accidents produits par la syphilis infantile. L'année suivante nous donne une observation de M. Verneuil, reproduite peu à près dans la thèse de J. Cyr sur *l'Anatomie pathologique des rétrécissements de la trachée* [9].

Notre ancien collègue, M. Prengrueber, recueille en 1868, à l'hôpital de Mustapha, l'observation [10], intéressante à plusieurs

---

[1] Lancereaux ; Anatomie pathologique, pag. 273. 1863. — Gazette hebdomadaire. 1864. — Traité de la syphilis, pag. 246. 1866.

[2] Gazette des hôpitaux. 1864.

[3] Union médicale. 1864.

[4] Vidal ; Union médicale. 1864.

[5] Séance du 8 juin 1864.

[6] Baudré ; Des rétrécissements du calibre de la trachée-artère. Thèse de Paris. 1864.

[7] V. Mary ; Thèse de Paris. 1865.

[8] Rollet ; Maladies vénériennes. 1865.

[9] J. Cyr, Thèse de Paris. 1866.

[10] Algérie médicale, n° 1.

titres, que nous rapportons *in extenso*. Rappelons aussi quelques indications thérapeutiques déduites alors par Rollet, à propos de la trachée, dans son Article sur les Maladies syphilitiques du larynx [1].

En 1869, Virchow admet enfin définitivement, pour la trachée et les bronches, la présence de processus analogues à ceux du larynx, avec ulcérations et rétrécissements cicatriciels d'un genre tout semblable [2]. Signalons en même temps deux importants travaux : le Mémoire de Biermer sur les *Rétrécissements de la trachée et des bronches* [3], enfin la dissertation magistrale de M. Ulysse Trélat sur les *Indications et les résultats des trachéotomies nécessitées par les affections syphilitiques du larynx et de la trachée* [4]. Nous avons puisé des renseignements précieux dans ce remarquable Mémoire, lu à l'Académie de médecine dans la séance du 9 décembre 1869, et bientôt suivi du rapport de M. Alph Guérin. Disons pourtant que l'insuccès immédiat de l'opération, pratiquée quatre fois sur cinq des cas précédemment énumérés par nous, et les seuls que l'auteur soit parvenu à réunir, lui ont inspiré, sur l'intervention chirurgicale dans la syphilis trachéale, des conclusions dont nous nous réservons de combattre plus loin l'excessive sévérité.

Ajoutons enfin quelques considérations de Heten sur la *Trachéotomie et la Laryngotomie* [5], dans Pytha et Billroth, et un dernier cas communiqué tout récemment à la Société de pathologie de Londres [6].

Aux faits isolés et aux divers travaux que nos recherches nous ont permis de réunir, nous allons joindre, pour baser cette courte étude, quatre observations récentes et inédites, dont deux personnelles : l'une recueillie à l'Hôtel-Dieu de Lyon, sous les bien-

---

[1] Rollet ; Dictionnaire des sciences médicales. 1868.
[2] Virchow ; Pathologie des tumeurs, vol. II. 1869.
[3] Gazette des hôpitaux. 1869.
[4] Gazette hebdomadaire. 1869.
[5] Heten ; *Handbuch des Allgemeinen und speciellen Chirurgie* 1872.
[6] *The Lancet*. 1874.

veillants auspices de M. Létiévant, la seconde à l'hôpital civil d'Alger, grâce à l'excellent concours de M. Gros, professeur de clinique interne. Les deux autres cas nouveaux ont été observés : le premier à l'Hôtel-Dieu de Lyon par notre collègue et ami M. Teissier, interne des hôpitaux, qui a bien voulu renoncer en notre faveur à sa publication ; l'autre enfin à l'hôpital de Lourcine, dans le service de M. Dubrueil, par M.. Rafinesque, son interne. Ce dernier fait offre un vif intérêt, en raison de la rareté extrême de la trachéite syphilitique d'origine héréditaire ; nous n'en connaissons pas d'autre exemple, si ce n'est celui de M. Roger, dont nous parlerons par la suite, et dans lequel les ulcérations de la trachée sont liées à une affection analogue du larynx.

CHAPITRE II

Époque de l'apparition des accidents. — Leur nature.

1° SYPHILIS ACQUISE. — S'il est aisé dans certains cas, alors que le diagnostic concernant l'existence de la syphilis repose sur des données certaines, de fixer exactement la date du début des accidents trachéaux, en revanche des théories diverses ont pris naissance pour en attribuer l'origine à une des deux périodes dites secondaire et tertiaire de la maladie.

Disons tout d'abord que cette dernière alternative a réuni jusqu'ici la grande majorité des suffrages; et pourtant, inconséquence bizarre, nous voyons ses partisans les plus convaincus rejeter comme inutile ou même nuisible le traitement spécifique des lésions profondes, et préconiser l'utilité du mercure.

Nous allons essayer de classer méthodiquement ces divers processus, et de les répartir suivant les différents âges de la diathèse.

Nous passerons sous silence le chancre initial. La situation profonde occupée par la trachée sur le trajet des voies aériennes exclut par elle-même la possibilité de l'existence, sur son parcours, d'un accident primitif; le larynx même, malgré sa proximité plus immédiate avec la cavité buccale, échappe encore à la lésion première. Les dernières limites assignées par les travaux les plus récents au chancre spécifique n'atteignent encore que les piliers et les parois du pharynx, y compris les amygdales.

Quant à la possibilité d'une inoculation directe due au contact d'instruments vulnérants préalablement contaminés par un sujet infecté, cette supposition impliquerait de la part de l'opérateur une légèreté ou une négligence trop impardonnables pour que nous croyions devoir nous y arrêter [1].

Les cicatrices superficielles constatées à diverses reprises lors de l'autopsie, les traces de lésions analogues sur le larynx, permettent de discuter un instant la possibilité d'accidents secondaires dans la trachée. En signalant, parmi les éruptions du larynx qui surviennent à cette période, les formes érythémateuse, papuleuse et papulo-tuberculeuse, Dance [2] a vu la première de ces syphilides s'étendre plusieurs fois jusqu'aux dernières limites que le laryngoscope lui permît d'observer. Il n'y aurait donc pas trop de présomption à supposer que le processus inflammatoire peut s'étendre jusqu'à la trachée, au moins dans sa partie supérieure.

On ne doit pas oublier cependant que dans un grand nombre de cas l'exanthème est borné aux régions laryngiennes les plus élevées, avec intégrité parfaite de la muqueuse des cordes vocales inférieures. En outre, ces lésions spécifiques offrent toujours un degré de gravité décroissant de l'épiglotte aux replis thyro-arythénoïdiens inférieurs, qui n'ont jamais présenté qu'une rougeur plus ou moins vive, alors même que des plaques muqueuses avaient envahi la portion sus-glottique. Enfin la guérison s'effectue toujours de bas en haut et progressivement, les cordes vocales supérieures conservant encore leur rougeur œdémateuse, alors que les inférieures sont déjà entièrement revenues à l'état sain.

Ainsi donc, chez l'adulte, la trachéite superficielle serait liée intimement à la laryngite de même nature ; quoique ne revêtant par elle-même aucune gravité, elle surviendrait rarement en dehors d'une poussée intense du côté du larynx.

---

[1] La syphilis a été inoculée par le catéthérisme de la trompe d'Eustache. Lailler ; Union médicale, 1864. — Voir aussi : Recherches statistiques sur l'étiologie de la syphilis tertiaire, par le Dr L. Jullien. Deux autres cas identiques, Paris, 1874.

[2] Dance ; Thèse inaugurale. Paris, 1864.

Pour M. Bœckel[1], l'ulcère apparaît à la fin de la période secondaire de la vérole : il se présente sous la forme d'une plaque arrondie, inégale, mamelonnée, d'une couleur jaunâtre et déprimée au centre ; il détruit les tissus à une profondeur variable, souvent il n'atteint que la muqueuse, et alors sa guérison laisse une cicatrice superficielle. Dans les cas où l'ulcération est profonde, elle ronge toute l'épaisseur de la trachée, même les cartilages, pour s'étendre enfin jusqu'aux ganglions bronchiques. Cet auteur conclut à l'emploi du traitement secondaire.

M. A. Guérin, au contraire, n'attribue pas à ces lésions le pouvoir d'affecter la profondeur de nos tissus : c'est sur celles de la période tertiaire qu'il faut rejeter la destruction des cartilages et des tissus fibreux. Il est très-probable que ce sont des tumeurs gommeuses, plus ou moins superficielles, développées dans la trachée, qui donnent naissance aux désordres divers dont ce conduit est le siége. De même, toutes les ulcérations laryngées doivent leur origine à un processus de même nature. Dans ces conditions, on peut rencontrer des foyers purulents plus ou moins profonds, avec suppuration plus ou moins abondante, nécrose des cartilages et décollements de variable étendue.

Les manifestations syphilitiques des voies aériennes, pense M. Trélat, peuvent être de diverse nature : tuméfaction, inflammation, plaques muqueuses ou ulcérations superficielles, et l'obstruction du canal respiratoire peut survenir à toutes les périodes de la syphilis, en mettant à part, bien entendu, la période d'invasion et le développement du chancre primitif. Des malades ont été trachéotomisés deux mois après le début de la maladie constitutionnelle. Mais les accidents trachéaux sont en général plus tardifs que les poussées laryngiennes ; quant aux rétrécissements, comme ceux du pharynx, de l'œsophage et du rectum, ils appartiennent à la période tertiaire.

Nous trouvons dans Virchow la marche, observée dès leur début, des processus suivis d'ulcération de la muqueuse tra-

---

[1] Bœckel ; *loc. cit.*

chéale [1]. La poussée inflammatoire des accidents secondaires ne peut revêtir la forme ulcérative ; cette altération des tissus n'est due qu'aux tumeurs gommeuses parfaites présentant, même à leur apparition, l'aspect de follicules. Tout d'abord, dit-il, « on voit de petites élevures arrondies, ressemblant aux follicules de la racine de la langue ; ces nodosités s'ulcèrent à partir de leur surface et forment des ulcères superficiels, alors que la surface tombe en détritus et se détache. Ces ulcères gagnent en profondeur, au fur et à mesure que de nouvelles portions de tissus prolifèrent à leur tour. La structure de la tumeur gommeuse est remarquablement médullaire, blanchâtre ou jaunâtre, et tient à une forte prolifération des éléments cellulaires qui constituent souvent l'élément principal des nodosités.» Les productions plus dures sont très-rares et n'ont encore été signalées que dans le larynx.

En présence de ces opinions variées, interrogeons les faits. Nous allons voir la syphilis trachéale frapper les sujets à différents âges, depuis le début de la puberté jusqu'aux portes de la vieillesse; tantôt peu de mois après l'apparition du chancre infectant, tantôt au contraire neuf ou dix ans après l'accident initial.

Citons d'abord l'observation suivante publiée dans l'*Algérie médicale*, reproduite depuis dans les *Annales de dermatologie et de syphiliographie* de Doyon, et tout dernièrement encore en Italie [2].

---

[1] Virchow ; Pathologie des tumeurs, tom. II.
[2] Omodei ; *Annali universali di Medicina*. Août 1874.

PREMIÈRE OBSERVATION[1].

Ulcération syphilitique de la trachée, mort; par M. PRENGRUEBER, interne
à l'hôpital civil d'Alger.

La nommée X...., ouvrière, âgée de 18 ans, fut affectée d'un
chancre pour lequel elle entra au Dispensaire, dans le milieu de
l'année 1867. Là, on lui prescrivit un traitement mercuriel qu'elle ne
voulut pas suivre. Son chancre ayant guéri, elle fut placée par sa
famille dans un couvent. Elle y resta neuf mois sans ressentir le
moindre accident, lorsqu'au mois de mars 1868 elle fut prise d'une
dyspnée allant tous les jours croissant, qui l'obligea à entrer à l'hôpital de Mustapha, dans le service de M. Gros, professeur de clinique.

En l'auscultant, ce que l'on remarqua de plus saillant fut un
souffle bronchique plus intense à droite qu'à gauche, et ayant son
maximum pendant l'expiration. La respiration était courte, la malade
remplaçant par de nombreuses inspirations l'insuffisance de chacune
d'elles ; la voix était enrouée et faible ; les membres avaient perdu
une partie de leur chaleur habituelle ; tout, en un mot, indiquait
chez elle le défaut d'hématose. Dès qu'on connut les antécédents de
la malade, on admit une ulcération syphilitique du conduit laryngo-
trachéal, siégeant en un point qui ne pouvait être fixé exactement,
mais qui fut cependant jugé placé bien au-dessous des cordes vocales,
le laryngoscope ayant permis de voir celles-ci parfaitement saines.
On fit suivre un traitement mercuriel, qui cette fois fut continué
avec persévérance ; en même temps, pédiluves sinapisés. L'état de la
malade allait tous les jours s'améliorant, et elle était sur le point de
sortir, lorsqu'elle fut prise d'un violent accès de suffocation qui faillit
l'emporter, mais qui céda assez facilement à l'emploi d'un vomitif.
Les accès se renouvelèrent les jours suivants, et il fut possible d'as-
sister à l'un d'eux : la dyspnée était extrême; la jeune fille, assise sur
son lit faisait de violents efforts pour respirer ; l'inspiration était
relativement facile, mais l'expiration d'une difficulté extrême, s'ac-
compagnait d'un sifflement bruyant. La peau était cyanosée, froide ;
la face anxieuse, les yeux fermés ; les mains faisaient des efforts
comme pour enlever un corps étranger placé au-devant de la trachée.
Le péril paraissait imminent, on se disposait à pratiquer la trachéo-

---

[1] Algérie médicale, n° 1.

tomie, lorsque la malade revint à elle. On prescrivit une infusion d'ipéca comme boisson, un vésicatoire, et le lendemain elle se trouvait tellement bien, qu'elle put reprendre ses occupations dans la salle. Le mieux continua les jours suivants ; la jeune fille était devenue gaie, contente, lorsqu'elle mourut subitement. Elle s'était réveillée la nuit, en proie à un nouvel accès qui l'avait enlevée en quelques minutes.

Autopsie. — Les divers organes étaient sains ; les poumons présentaient les signes de congestion qu'on remarque dans le cas d'asphyxie ; quant à la trachée, elle offrait, à 2 centimètres environ au-dessus de la bifurcation des bronches, une vaste ulcération occupant sa circonférence à peu près entière, et remontant jusqu'au niveau de la glande thyroïde, à un centimètre et demi du bord inférieur du cartilage cricoïde. Les bords de la lésion étaient taillés à pic; son bord supérieur proéminait plus que l'inférieur et formait soupape, s'ouvrant de haut en bas, ce qui explique la facilité relative de l'inspiration et la difficulté de l'expiration. Le fond de l'ulcération, constitué dans une grande partie de son étendue par du tissu cellulaire épaissi, était parsemé de fragments de cartilages trachéaux nécrosés. L'un de ces fragments, de forme pyramidale, plus long que les autres, était situé à la partie supérieure de l'ulcération ; sa base y adhérait par un faible pédicule, et son sommet, en se relevant, venait fermer complétement l'ouverture que laissait dans la trachée la soupape dont j'ai parlé plus haut.

Ainsi, la dyspnée habituelle était due à la disposition du bord supérieur; les accès ayant précédé le dernier avaient été causés par l'élimination des parties nécrosées ; chaque fragment qui devenait libre mettait obstacle au passage de l'air, jusqu'au moment où il était expulsé au dehors, soit au moyen d'un vomitif, soit après les efforts de toux de la malade.

Enfin le dernier accès, dont le résultat avait été fatal, pouvait être attribué au fragment, plus étendu que les autres, que l'autopsie nous fit voir adhérent à la trachée.

— Dans le fait qui précède, nous signalerons, outre l'âge du sujet, la rapidité de l'apparition des accidents trachéaux moins de neuf mois après l'accident primitif; encore est-il permis d'affirmer que le début de l'ulcération remontait à une date déjà éloignée, si l'on considère l'étendue des désordres. L'ulcération, en effet, a envahi près des trois quarts de la trachée, car la muqueuse ne

conserve plus son intégrité que sur une longueur totale de 3 centimètres et demi. Quelle que soit la rapidité de son évolution, l'ulcère n'a pu en quelques jours détruire jusqu'aux cartilages, dont
les débris nombreux et les fragments nécrosés attestent la profonde altération. Ici, le chancre reste la seule manifestation qui
ait précédé ou qui accompagne l'évolution morbide sur la trachée. Enfin, le larynx est intact.

La relation suivante[1], que nous reproduisons comme un des
rares cas de guérison à peu près complète dans l'affection qui
nous occupe, montre la lésion trachéale survenant aussi sans
poussée concomitante, et séparée par un intervalle de deux
années de la disparition complète de nombreuses manifestations
antérieures à la suite d'un traitement, mercuriel d'abord, et
enfin mixte, régulièrement suivi.

OBSERVATION II

(Lue par M. VIDAL à la Société médicale des hôpitaux de Paris[2].)

Probabilité d'une ulcération syphilitique de la trachée. — Guérison.

Une femme de 32 ans, de tempérament nerveux, prétendant n'avoir
jamais eu la vérole, avait présenté en 1856 des accidents de syphilis
constitutionnelle évidente, dont la relation est consignée dans l'ou-
vrage de MM. Gros et Lancereaux[3]. Une névralgie des branches sus et
sous-orbitaires du côté gauche, à exacerbation nocturne, un gonflement de la muqueuse des fosses nasales avec enchifrènement persis-
tant, un amincissement de la sclérotique lié à une scléro-choroïdite
chronique et une ulcération de la face postérieure du pharynx, avaient
été les principaux symptômes observés. Sous l'influence du proto-
iodure de mercure, administré pendant deux mois et suivi d'un traitement mixte par le proto-iodure hydrargyrique et l'iodure de potassium,
les accidents cessèrent rapidement. L'ulcération du pharynx se
cicatrisa, la névralgie disparut promptement, l'œil devint moins
rouge, moins douloureux; la sclérotique reprit l'aspect normal, la

---

[1] Union médicale. 1864.

[2] Séance du 8 juin 1864.

[3] Affections nerveuses syphilitiques, pag. 392. Obs. ccxxv.

respiration par le nez se montra plus facile, et l'expulsion d'un des cornets nécrosés, trois mois et demi après le début du traitement, fut suivie d'une guérison en apparence complète.

Deux années environ s'étaient écoulées sans que la santé parût altérée, lorsque, au commencement de l'année 1859, cette malade fut prise de nouveau d'amaigrissement et commença à tousser. Après quelques semaines d'une toux sèche, excitée surtout après l'ingestion des aliments, la respiration devint pénible, souvent sifflante aussi bien à l'inspiration qu'à l'expiration; et, bien que la voix ne fût pas notablement altérée dans son timbre, la malade se plaignait d'éprouver de la fatigue en parlant, et ressentait une douleur sourde, parfois plus vive en un point fixe correspondant à la réunion de la première avec la deuxième pièce du sternum ; il lui semblait, disait-elle, «qu'il devait y avoir là une plaie ». La toux, le plus habituellement sèche, était suivie quelquefois, surtout le matin , de l'expulsion de quelques crachats pelotonnés, souvent striés de sang. L'examen attentif de la poitrine ne fit découvrir les signes d'aucune affection pulmonaire ; le stéthoscope appliqué sur le trajet de la trachée faisait entendre un bruit rude pendant les deux temps de la respiration. Le sifflement, alors que l'oppression augmentait, pouvait être perçu à distance. Cette espèce de cornage, l'intégrité de la partie supérieure du larynx, la persistance de la douleur particulière accusée par la malade au niveau du tiers inférieur de la trachée, la marche progressive de la gêne et de la sibilance de la respiration, rapprochés des accidents que j'avais eu à traiter précédemment, me firent soupçonner, en l'absence bien constatée d'une diathèse tuberculeuse, qu'il s'agissait d'une ulcération syphilitique de la trachée.

Un traitement par l'iodure de potassium fut institué ; mais l'accroissement rapide des accidents de dyspnée, pendant que la douleur diminuait, m'obligea bientôt à renoncer à ce médicament. Encouragé par cette épreuve dans mon diagnostic, j'hésitai entre deux alternatives: abandonner l'affection à sa marche naturelle, ou bien tenter l'action d'un traitement moins rapide et en quelque sorte intermittent. C'est à ce dernier parti que je m'arrêtai. Le proto-iodure fut administré à petites doses (0^{gr},03, par jour), et quatre fois par jour la malade fit des inspirations de vapeurs émollientes.

Après dix jours de cette médication , je laissai un repos de huit jours, puis je repris le traitement, pour le continuer en observant les mêmes alternances. Au bout de six semaines, la douleur avait presque disparu, l'expectoration était à peu près nulle, la toux rare , mais la respiration toujours gênée, sifflante et produisant un bruit rude dans la trachée. Après trois mois environ, il ne restait qu'un peu de dyspnée. La sibilance ne se produisait plus que dans les mouvements actifs de respiration ou après une marche, soit rapide, soit prolongée.

Le traitement fut continué pendant près d'un an, et lorsque je le cessai, Mme X... ne toussait plus, n'éprouvait plus de douleurs derrière le sternum, et pendant l'état de repos la respiration paraissait normale. J'ai eu l'occasion de voir récemment cette malade et de lui donner des soins dans une grippe de moyenne intensité. J'ai été frappé de la gêne et de la sibilance de la respiration qu'elle a présentées pendant quelques jours. Ces symptômes n'étaient nullement en proportion avec l'intensité de la laryngite, aussi ai-je cru pouvoir en attribuer l'exagération à un certain degré de rétrécissement de la trachée, qui est, je crois, resté permanent.

— La nature des crachats, la douleur aiguë ressentie par la malade et comparée par elle-même à la sensation d'une plaie intérieure, enfin l'aggravation rapide des accidents sous l'influence de l'iodure, ne laissent à l'auteur aucun doute sur la certitude du diagnostic.

Le cas suivant, qu'il nous a été donné d'observer nous-même, partiellement, et dont nous avons pu compléter les détails grâce au bienveillant concours de M. Létiévant, nous permettra de constater des accidents divers, soit avant, soit durant l'évolution assez longue des manifestations ulcératives.

OBSERVATION III.

(Personnelle ; recueillie dans le service de M. Létiévant.)

Ulcères de la trachée. — Double trachéotomie. — La malade a survécu et porte une canule à demeure depuis 19 mois.

Rosalie Pilaud, veuve Roche, 42 ans, ménagère, née à Vienne (Isère), entrée à l'Hôtel-Dieu de Lyon, le 25 mars 1873.

Le père est mort d'une affection consécutive à un traumatisme ; la mère (morte tout récemment en 1874) souffre depuis plusieurs années d'une affection chronique du poumon. La malade a eu six frères ou sœurs ; tous vivent encore et jouissent d'une bonne santé.

Cette femme affirme s'être aussi toujours très-bien portée ; durant de longues années, elle n'a jamais toussé ni ressenti les moindres symptômes d'oppression. Mariée en 1848, elle perdit presque aussitôt son mari, qui succomba à la suite d'accidents nerveux ayant nécessité son entrée à l'hôpital : un coup de marteau lui avait écrasé le petit doigt de la main gauche. La malade eut de cette union une fille qui vécut jusqu'à l'âge de 18 ans, et mourut très-probablement phthisique. Son mari, dit-elle, possédait une santé robuste ; elle ne s'est jamais aperçue qu'il eût le moindre signe de maladie, et elle nie toute possibilité de contagium depuis cette époque.

Cependant, au milieu de l'été de 1872, elle avoue avoir commencé à ressentir, surtout durant la nuit, une céphalée intense qui, plus forte d'abord à la région pariétale, ne tarda pas à se localiser vers la racine du nez. Elle attribue ces symptômes à un coup donné contre un barreau de chaise. Néanmoins, au bout de peu de temps, déterminée par la violence du coryza et surtout par l'odeur repoussante qu'elle exhalait autour d'elle, la malade va consulter M. Laroyenne, qui prescrit d'emblée l'iodure de potassium. A ce moment, elle mouche un débris d'os atteignant presque la largeur d'un ongle. Le traitement spécifique exactement suivi, d'abord pendant un mois, ensuite durant encore quinze jours, après une courte suspension, produit une amélioration rapide. Le nez s'affaisse pourtant, mais peu après la guérison est définitive.

Deux ou trois mois se sont écoulés, quand des douleurs assez vives se manifestent à l'extrémité des doigts ; chaque phalangette est prise successivement et à chaque main ; il se forme des croûtes sous les ongles, dont un seul finit par tomber ; aux deux petits doigts la lésion s'étend sur une partie de la seconde phalange.

Au commencement de novembre, aussitôt après la guérison des accidents qui précèdent, et à la suite d'une chute dans une eau très-froide, la malade ressent des frissons ; la toux apparaît, suivie bientôt de dyspnée et de rejet de matières alimentaires. L'expectoration, presque nulle, ne renferme jamais de sang ; à la gorge, aucune douleur.

Cependant, insensiblement l'oppression augmente, compliquée durant l'hiver de véritables accès de suffocation qui déterminent, le 25 mars 1873, des menaces d'asphyxie imminente. On transporte la malade presque inanimée à l'Hôtel-Dieu, dans la salle Sainte-Marie. A ce moment elle ressent de vives douleurs derrière l'extrémité supérieure du sternum.

Les accidents, qui avaient paru s'amender tout d'abord, ne tardent pas à reparaître, et dès le lendemain soir M. H. Mollière, appelé à la hâte. pratique d'urgence la trachéotomie, croyant se trouver en présence d'un œdème de la glotte. — La malade est transportée le jour même dans le service de M. Létiévant. — Le lendemain elle se plaint de ne pouvoir supporter la canule, qu'on lui enlève sans accident. On institue de nouveau le traitement à l'iodure de potassium.

Après une amélioration de très-courte durée, et à mesure que la cicatrisation de la plaie s'opère, les accès de suffocation se reproduisent chaque nuit et chaque matin. Enfin, après un certain temps passé dans l'anxiété la plus vive, la malade, qui avait toujours refusé de laisser replacer la canule, se voit obligée de subir une nouvelle trachéotomie, rendue des plus laborieuses par la présence du tissu fibreux cicatriciel formé à la suite de la première opération.

Mais cette fois-ci, malgré l'introduction de la canule, les menaces d'asphyxie persistent ; M. Létiévant plonge alors le doigt dans la trachée et constate une diminution sensible du volume de ce canal au-dessous de la limite que la canule peut atteindre. Il se décide alors promptement à en faire préparer dans le plus bref délai une spéciale, dont nous indiquons plus loin les dimensions, et qui, placée le lendemain matin même, rétablit sur-le-champ la respiration. Depuis lors (environ dix-neuf mois), la malade conserve cette canule, qu'elle ne sort que pour la nettoyer.

En ce moment, l'examen laryngé, qui auparavant n'avait pu être toléré, laisse voir les cordes vocales blanches, un peu épaissies, les ligaments aryténo-épiglottiques légèrement vascularisés. Aucune gêne dans les mouvements du larynx ; la voix est claire, limpide. Du côté du thorax, sonorité normale ; à l'auscultation, aucun signe de lésions pulmonaires. Seule la toux persiste ; les crachats sont rares, épais, presque solides, très-difficiles à expulser ; ils ne contiennent que de rares stries de sang.

Depuis la date de la dernière opération, la malade a séjourné pendant treize mois à l'Hôtel-Dieu. Dans l'intervalle, ses cheveux sont tombés assez abondamment. Elle s'est peu à peu habituée à respirer par le larynx, d'abord en fenêtrant la canule, finalement en l'oblitérant tout à fait à l'aide d'un bouchon de liége ; mais elle n'a pu supporter la canule interne, qu'on a dû supprimer. Au mois de mai, elle a quitté l'hôpital pour reprendre ses occupations ; elle revient de temps en temps pour faire enlever et nettoyer sa canule, sur laquelle nous avons pu remarquer, vers le tiers inférieur, à un peu plus de 60 millim. sur la grande courbure , soit des concrétions , soit un anneau de 4 à 5 millim. de largeur, et différant par sa coloration du reste de l'étendue de la surface externe.

La malade dort, travaille avec son bouchon ; elle ne le sort que pour se livrer à des efforts un peu pénibles et pour suppléer à l'insuffisance de la fente laryngée ménagée dans l'appareil. Elle a maigri, il est vrai, mais sa santé est relativement bonne, l'appétit normal ; la déglutition, toujours facile, ne s'accompagne d'aucune douleur. Il y a deux mois, des démangeaisons se sont produites aux deux mains, limitées à la face palmaire ; il s'en est suivi une desquamation qui a persisté pendant environ un mois et demi.

Actuellement (octobre 1874), la malade s'exerce à sortir elle-même sa canule ; l'extraction a cessé d'être douloureuse. Depuis longtemps déjà, elle sait provoquer elle-même l'expulsion des crachats à l'aide d'une sonde en gomme. La voix n'a jamais varié ; aujourd'hui le chant même est possible, mais il s'accompagne promptement d'une certaine fatigue.

Nous nous trouvons évidemment en présence d'un cas de syphilis, malgré les renseignements de la malade, qui passe sous silence tout accident primitif ou secondaire. Ceux-ci ont dû rester pour elle inaperçus, et cette supposition est confirmée par le peu d'importance qu'elle attache aux lésions des fosses nasales et à l'écroulement des cartilages. Les caries, l'ozène concomitant, peu a près l'onyxis, et enfin tout récemment le psoriasis palmaire, ne laisseraient subsister aucune hésitation, quand même nous n'aurions pas, pour éteindre nos doutes, l'institution, à diverses reprises et sous différents auspices, d'un traitement ioduré, suivi, la première fois surtout, d'excellents et très-prompts résultats.

D'un autre côté, nous constatons l'intégrité du larynx et des deux poumons ; du reste, même en attribuant au larynx les accidents qui ont nécessité la première trachéotomie, l'insuccès de la seconde, tant qu'on s'est borné à employer un courte canule, imposait avec certitude l'existence de lésions un peu au-dessus du tiers inférieur de la trachée. Leur présence a été constatée à l'aide du doigt ; enfin, seule, l'augmentation de longueur de la canule a prévenu les menaces d'asphyxie.

Les dimensions données à la canule spéciale fabriquée pour notre malade s'élèvent, prises sur la grande courbure ou courbure supérieure, à 85 millim., tandis que la canule ordinairement employée n'en compte que 60. L'extrémité inférieure de cette courbure dépasse d'environ 5 millim. celle de la petite. Notons en dernier lieu le fort diamètre de l'instrument. La malade accusa au début une douleur derrière le sternum, douleur qu'elle ne suspendait qu'en faisant légèrement saillir la canule au dehors.

Les symptômes provoqués par la trachéite vont éclater à une époque beaucoup plus tardive dans les deux faits que nous allons rapporter. Nous devons le premier à l'obligeance de M. Teissier, interne des hôpitaux de Lyon.

OBSERVATION IV.

(Inédite ; recueillie dans le service de M. Létiévant, par M. Teissier, interne de hôpitaux de Lyon.)

Syphilis laryngo-trachéale. — Opération. — Mort environ un mois après, à la suite de pleurésie suppurée.

Le 17 décembre 1873, à 3 heures du soir, Louis Maujin, chiffonnier, âgé de 43 ans, est amené à l'Hôtel-Dieu de Lyon dans un état. d'angoisse indescriptible. Il ne respire plus, il suffoque; sa face est affreusement congestionnée, ses yeux injectés, mais presque éteints; sur son visage se lisent les efforts inouïs qu'il a faits pour attirer dans sa poitrine les dernières bulles d'air qui y sont entrées. Son thorax cependant semble se dilater encore, et à chaque dilatation on peut entendre, au niveau du larynx, un bruit raùque et grave semblable à celui que l'on perçoit chez les enfants affectés de laryngite striduleuse.

Aucun renseignement ne peut être obtenu sur ses antécédents. Sa femme, qui l'accompagne, fait des réponses qui n'ont aucune valeur au point de vue du diagnostic. Elle ne sait que répéter une chose : «que son mari a la voix éraillée depuis plusieurs années, que depuis cinq ou six mois elle s'affaiblit progressivement, sans accompagnement toutefois d'un dépérissement général». Pour elle, ce qui arrive aujourd'hui n'est qu'un accident.

La gorge de ce malade étant examinée, on peut constater une destruction presque complète du voile du palais ; sur le pharynx et sur les amygdales, se voient des ulcérations profondes, anfractueuses; ailleurs s'observent de larges cicatrices fibreuses. L'idée que la gêne respiratoire tiendrait à une lésion syphilitique profonde vient immédiatement à l'esprit de M. Létiévant. Mais à quel niveau siége l'obstacle ? où faut-il pratiquer la trachéotomie, en tout cas inévitable ? Rien ne vient déterminer la hauteur à laquelle sera faite l'incision. Pour donner à l'opération le plus de chances possible, elle est exécutée immédiatement au-dessus du sternum, sans difficulté. Une canule de 0^m,006 de diamètre ayant été introduite dans la trachée, la respiration paraît se rétablir, et les traits du malade témoignent du soulagement qu'il éprouve.

On prescrit en même temps 2 gram. d'iodure, une potion cordiale pour la nuit, et le malade est couché au n° 39 de la salle Saint-Louis.

5 h. 15. Le bien-être procuré par la trachéotomie ne s'est pas maintenu ; le malade est dans un état de dyspnée considérable : tirage énorme, contraction violente de tous les muscles inspirateurs, dépression sus-claviculaire profonde; le diaphragme, qui fait soufflet, se relève brusquement après chaque essai d'inspiration. Resp. 36; pouls imperceptible, 32 au quart.

M. Létiévant élargit alors l'ouverture trachéale, afin de pouvoir y introduire une canule plus grosse et plus longue ; celle qui est mise en place offre un diamètre de plus de 1 centimètre.

3 h. 45. Le malade respire facilement; le pouls se relève, mais marque toujours 30 au quart.

7 h. Le même accident arrivé à 5 h. vient de se reproduire ; l'air ne passe plus par la canule, et celle-ci pourtant n'est pas encombrée de mucosités. On l'enlève alors en essayant la dilatation de la trachée avec la pince de Trousseau. Immédiatement la respiration se rétablit; le système veineux se décongestionne, et le malade semble s'assoupir. — Resp. 32 ; pouls 38 ; temp. 38,8. Alors se manifeste un état comateux très-prononcé, mais néanmoins chaque inspiration provoque une contraction énergique des muscles de la face; le malade paraît souffrir énormément, et au milieu de son sommeil il fait des gestes expressifs qui trahissent une douleur profonde.

8 h. 15. La pince de Trousseau a été maintenue (par M. Teissier) pendant une heure et quart. On fait alors une nouvelle tentative pour replacer la canule. Celle-ci pénètre avec une facilité remarquable; mais à peine a-t-elle été introduite, que la respiration est suspendue; on replace alors la pince de Trousseau, qu'on fixe autour du cou à l'aide d'un cordon de fil. Le malade a le front glacé, une sueur froide suinte sur son corps. Son système veineux se congestionne un peu de nouveau. Léger accès de dyspnée et expulsion, par

la plaie, de quelques mucosités sanguinolentes ; dix minutes après, le sommeil s'établit.

9 h. 15. Le malade se réveille, il souffre ; la pince s'est un peu déplacée, et il respire moins bien. Il a conservé toute son intelligence; il fait quelques gestes expressifs et prend la bougie pour nous éclairer. Nouvelle tentative pour introduire la canule ; même facilité à la faire pénétrer, même insuccès au point de vue de la respiration. La pince de Trousseau est aussitôt replacée; la respiration redevient facile, et le malade, semblant éprouver un soulagement notable, se laisse aller au sommeil.

10 h. 30. Nous montrons notre malade à M. Ollier, qui se trouvait alors à l'Hôtel-Dieu, en le priant d'essayer de replacer la canule. M. Ollier, ayant introduit par deux fois son index tout entier dans la trachée, provoque l'expulsion d'une quantité considérable de mucosités et de caillots sanguins, et finit par fixer la canule.

11 h. Le malade dort tranquillement. — Resp. 30; pouls 30.

11 h. 45 à 2 h. Le sommeil continue. Entre 2 et 4 h. du matin, la respiration s'embarrasse, et la canule doit être retirée, nettoyée et replacée à deux reprises.

18 décembre. Dans les mucosités rendues pendant la nuit, on trouve un petit morceau de cartilage dont la surface ne mesure pas au-delà de 5 à 6 millim. carrés.

Comme le malade est dans un état plus satisfaisant, M. Létiévant tente une exploration directe, afin de déterminer la nature de l'obstacle. La trachée est comme boursouflée : le petit doigt y pénètre à peine. On peut parfaitement reconnaître qu'elle n'est pas le siége d'un rétrécissement limité, formé par une bride circulaire, mais qu'elle est revêtue d'une muqueuse épaissie, ulcérée en plusieurs points, tapissée dans d'autres de bourgeons plats et ramollis.

D'autre part, la trachée semble finir en arrière ; la canule précédemment employée devient trop courte et ne pénètre plus. Une nouvelle canule à large diamètre et mesurant 80 millim. de longueur est immédiatement commandée. En attendant, on fait respirer le malade avec la canule interne de l'instrument utilisé jusqu'alors, en l'enfonçant au fond de la plaie, où on la maintient fixée avec des crochets en fil de laiton improvisés pour la circonstance.— Trait. : 3 gram. d'iodure.— Temp. mat. 37,6 ; soir 38.

5 h. du soir. La respiration est libre, le malade sensiblement soulagé. Cependant la nuit n'est pas aussi calme qu'on était en droit de l'espérer, et toutes les deux heures on doit recourir à une explora-

tion nouvelle pour faciliter le passage de l'air dans les voies respiratoires.

13. L'état général semble s'améliorer; notre malade prend du bouillon et commence à répondre, soit par des signes, soit par des sons confus, aux questions qu'on lui adresse. C'est alors qu'il nous apprend qu'il a été militaire, et qu'à 23 ans il a contracté trois chancres dont l'un a été suivi d'éruptions générales.— Nous n'avons jamais pu savoir quel genre de traitement il a suivi, néanmoins la syphilis devient indubitable. Il y a dix ans qu'il souffre de la gorge. — Trait. : 3 gram. d'iodure. — Temp. mat. 37,8 ; soir 39,8.

5 h. du soir. Le malade est affaissé ; sa température s'est considérablement élevée. La canule est profondément enfoncée dans la plaie, qui semble le siége d'une congestion inflammatoire commençante ; tuméfaction, décollement des tissus environnants, teinte rougeâtre des téguments; néanmoins la nuit est assez bonne; le malade est visité à 9 heures, minuit, 4 heures. La canule est nettoyée, et la respiration se maintient parfaitement libre.

20. La rougeur n'a pas beaucoup augmenté, mais le pourtour de la plaie est excessivement douloureux ; néanmoins le malade respire avec facilité. La nouvelle canule est introduite. On continue l'iodure, ainsi que les jours suivants. — Vin, bouillons.—Temp. mat. 38 ; soir 39,6.

21. Amélioration notable. Il commence à prendre du poulet. — Temp. mat. 38,2; soir 38,8.

22. Accès de suffocation dans la nuit.— Temp. mat. 37,7 ; soir 37,8.

L'inflammation de la plaie a en partie disparu ; le malade semble marcher à grands pas vers la guérison.

24. Au réveil, point de côté sans toux, quelques frottements fins, un peu de souffle tubaire ; vésicatoire. — Temp. mat. 39; soir 39,6.

25. Épanchement, matité en arrière ; souffle, point de côté très-violent. — Deuxième vésicatoire. — Temp. mat. 39 ; soir 40,1.

26. Le point de côté a un peu diminué. Matité dans les deux tiers de la poitrine du côté droit. Perception éloignée du murmure vésiculaire. Temp. mat. 39,5 ; soir 40,5.

27. Souffle dans toute la portion du thorax située au-dessus de l'épine de l'omoplate ; ligne courbe de matité en arrière. Crachats muco-purulents; pas de toux. — Temp. matin 38,9; soir 39,8.

A partir de ce jour, la pleuro-pneumonie marche à la résolution; le 7 janvier, la température étant complétement revenue à la normale et la fièvre tombée, une ponction est pratiquée pour évacuer le liquide contenu dans la plèvre. On recueille un demi-litre d'un liquide presque purulent.

13 janvier. Nouvelle ponction. Celle-ci est faite à blanc, bien que la matité soit énorme et la dyspnée extrême.

14. Mort dans l'adynamie, au milieu d'un accès de suffocation.

Autopsie 24 heures après la mort. *Appareil laryngo-trachéal.* Le larynx peut être considéré comme n'existant plus au point de vue de ses fonctions. Plus d'épiglotte, plus de cordes vocales ; la muqueuse est détruite dans toute son étendue et remplacée par des cicatrices blanchâtres, fibreuses, très-résistantes et de forme étoilée. A gauche, une ulcération profonde montre le cartilage thyroïde à nu ; à droite, anfractuosité de même nature, mais avec un cartilage nécrosé. D'épais tractus fibreux réunissent le larynx à la base de la langue ; ces tractus représentent exactement les colonnes charnues du cœur avec leurs cordages tendineux.

Les lésions apparentes de la trachée sont à peu près de même nature ; par places, des cicatrices rayonnées et blanchâtres, comme celles que l'on remarque sur le larynx, les unes faisant saillie sur la surface interne du conduit, les autres étant de niveau avec cette même surface ; en d'autres points, des ulcérations à différents degrés d'évolution, les unes de date récente, les autres en voie de réparation. Celle qui a son siége le plus inférieur apparaît à 2 centim. au-dessus de la division de la trachée, et mesure $0^m,015$ à $0^m,02$ de diamètre.

Certes, ces lésions sont plus que suffisantes pour expliquer l'impossibilité pour le malade de respirer, soit avant la trachéotomie, soit après, alors que probablement la canule venait butter contre une de ces cicatrices bourgeonnantes ; mais, n'eussent-elles pas suffi, qu'un autre obstacle plus sérieux encore s'opposait en outre au libre passage de l'air. En effet, le cartilage aryténoïde du côté gauche est en équilibre instable sur sa base, et peut à chaque instant faire valvule dans l'orifice glottique ; il est fixé par des tractus cicatriciels semblables à ceux décrits précédemment.

Telles sont les lésions les plus remarquables offertes par ce malade. L'absence de tubercules dans le poumon les fait rapporter entièrement à la syphilis, ainsi que d'autres altérations que présentait le système osseux généralement densifié. Le frontal mesurait presque $0^m,02$ d'épaisseur, et les os longs étaient tous dépourvus de leur canal médullaire. — Sur la face antérieure de la rate, plaque cartilagineuse d'au moins $0^m,10$ carrés et le $0^m,03$ cent. d'épaisseur. — L'examen microscopique des tissus splanchniques n'a pas encore été pratiqué.

Dans cette intéressante observation, prise pour ainsi dire heure par heure, et qui donne de la laryngo-trachéite syphilitique un tableau clinique saisissant, nous constatons une période de dix années embrassée par l'évolution des ulcères développés dans les voies aériennes. Remarquons en outre la multiplicité de siége des lésions trachéales, et la simultanéité de désordres profonds du côté du larynx.

Nous allons retrouver les altérations limitées à la trachée, à une période de réparation presque complète, neuf ans après le chancre infectant.

OBSERVATION V.

(Personnelle ; recueillie à l'hôpital de Mustapha, service de M. Gros, clinique médicale.)

Sclérose syphilitique de la trachée. — Pneumonie caséeuse. — Mort.

Le 16 novembre 1872, Dublain, Édouard, âgé de 39 ans, garçon de recette à Alger, entre au n° 32 de la salle Saint-Jean. Il est né de parents inconnus ; depuis trente-cinq ans il habite l'Afrique, et a toujours séjourné à Alger, excepté durant onze années de service militaire. Comme antécédents. il avoue un certain penchant pour l'alcoolisme, mais pas d'excès vénériens ; une blennorrhagie vers l'âge de 20 ans. Le malade porte sur le front une large cicatrice qu'il attribue à une contusion violente avec plaie, il y a seize ans. A 24 ans, pendant son séjour en France, il éprouva, durant environ treize mois, de fréquents accès de fièvre intermittente qui ne se sont plus reproduits depuis cette époque. A 30 ans, il eut, dit-il, un chancre sur la nature duquel il paraît posséder des notions très-exactes, et il s'empresse d'énumérer les accidents qui se produisirent quelque temps après son apparition, entre autres des plaques muqueuses de la bouche et du pharynx, des syphilides de la face, etc... Vers 35 ans, il commença à ressentir des douleurs, suivies bientôt de suppuration au niveau de l'angle externe de l'omoplate, du côté droit. La plaie ne s'est jamais complétement cicatrisée depuis cette époque ; on trouve encore en ce point une fistule environnée, sur une certaine étendue des téguments voisins, d'un tissu violacé et adhérent à l'os.

Le malade ne peut préciser à quelle époque il a commencé à tousser ; sa santé n'a jamais été très-florissante, et la toux date de longtemps déjà ; toutefois il n'a jamais craché de sang. Mais, il y a trois ans et demi, vers la fin de son séjour en France, à Melun, il contracta une pneumonie gauche (violent point de côté, crachats rouillés caractéristiques).

Au printemps dernier la toux a augmenté, mais sans s'accompagner encore d'une oppression trop vive ; c'est depuis peu, deux mois au plus, que des accès de dyspnée ont commencé à se produire, encore peu intenses. Enfin, il y a douze jours, est survenue brusquement une suffocation violente. On a administré au malade des vomitifs à deux reprises différentes ; on a aussi appliqué des sangsues et des vésicatoires. La respiration n'en est pas moins demeurée difficile, bruyante ; des étouffements subits se répètent chaque fois que le malade se lève ou tente quelques efforts pénibles.

État actuel. — Le malade est assis sur son lit en proie à une dyspnée continuelle. Il présente un degré d'amaigrissement notable ; l'appétit est fort diminué, la déglutition, indolore pourtant, est néanmoins très-pénible à cause de la suffocation qu'elle provoque. La respiration extrêmement laborieuse, surtout pendant l'inspiration, s'accompagne pendant tout le premier temps d'un bruit de cornage assez prononcé pour qu'on l'entende aisément à une certaine distance du lit du malade. La voix de ce dernier, qui reparaît, quoique altérée dans son intensité, pendant les courts instants d'accalmie, ne tarde pas à s'éteindre et à s'étouffer complétement ; cette modification du son ne date que de l'apparition des derniers accidents ; néanmoins, déjà auparavant, la voix était faible et les cris impossibles. L'expectoration est pénible, la toux fréquente ; les crachats, purulents, nummulaires, ordinairement très-abondants, sont rejetés en quantité, surtout le matin, après des crises violentes de suffocation.

L'examen physique du thorax permet de constater de la matité à la base du poumon gauche, ainsi que dans la fosse sus-épineuse du même côté. Les vibrations thoraciques sont très-sensibles, mais l'auscultation, rendue à peu près impossible à cause de l'intensité des bruits trachéaux, laisse difficilement percevoir quelques craquements dans le sommet gauche. Le stéthoscope, appliqué sur le trajet des voies aériennes, fait entendre un ronflement sonore accompagné de gros ronchus trachéaux.

Avec l'aide du doigt introduit au fond de la bouche, on ne sent aucun gonflement sensible à l'ouverture de la glotte. L'état d'oppression du malade ne permet pas l'emploi du laryngoscope.

On diagnostique, outre la syphilis, une pneumonie caséeuse du côté gauche, avec phthisie consécutive et probabilité de lésions laryngées profondes. L'état de la poitrine ne permet du reste de s'arrêter à aucune intervention active ; on se borne à soutenir les forces du malade, à continuer les révulsifs locaux et à faciliter l'expectoration. —Iodure de potassium.

Les jours suivants, quoique l'orthopnée persiste, la respiration paraît s'effectuer plus facilement ; le bruit trachéal a perdu une partie de son intensité.

Le 26 novembre, à 6 heures du matin, le malade meurt subitement, emporté par un accès de suffocation.

Autopsie 30 heures après la mort. — En ouvrant le thorax, on constate d'abord le volume considérable des deux poumons, qui font saillie par l'ouverture pratiquée en enlevant le sternum. Leur coloration est blanchâtre, produite par un emphysème qui s'étend à une grande partie de ce viscère. Pas de liquide dans les plèvres. A droite, quelques adhérences peu étendues dans la partie moyenne ; à gauche, adhérences plus solides: à la base, avec le diaphragme; dans la partie moyenne, sur toute la portion du poumon correspondant à la ligne axillaire; enfin, tout à fait au sommet, au niveau et au-dessus de la clavicule. Sur les deux plèvres viscérales, quelques plaques jaunes peu étendues. Le poumon gauche est simplement emphysémateux ; quand on le coupe, on voit sortir une certaine quantité de pus par l'orifice des bronches, un peu volumineuses ; le tissu n'est nullement induré. A droite, au sommet, cavité du volume d'une petite noix renfermant du pus et entourée de tissu sclérosé ; une bronche assez grosse vient s'ouvrir à l'intérieur. Dans toute la partie moyennne, le tissu pulmonaire est sain ; le lobe inférieur, au contraire, dans toute la base, et plus haut en arrière qu'en avant, est hépatisé. A la coupe, on le trouve parsemé de collections jaunâtres d'un volume variable, (un grain de millet à un haricot); en quelques points, cette matière ramollie a produit des cavernes dont les plus vastes admettent l'extrémité du petit doigt. Des deux côtés, les bronches sont obstruées par du pus qui en tapisse les parois; la muqueuse bronchique est injectée sur presque toute son étendue.

En ouvrant le larynx, nous sommes surpris de ne trouver dans cet organe aucun désordre : pas d'œdème appréciable de la glotte, nulle part la plus légère érosion, point de traces de cicatrices anciennes. Le cartilage thyroïde en entier, une partie du cricoïde , sont ossifiés. La trachée, au contraire, attire sur-le-champ notre attention: à un centimètre et demi au-dessus de la bifurcation, on constate un brusque rétrécissement qui réduit à 7 ou 8 millimètres le diamètre du conduit aérien ; l'angustie se prolonge sur une étendue de 25 millimètres et s'élève jusqu'au dixième cartilage, dont une partie subsiste encore. Combien d'anneaux ont été détruits? C'est ce qu'il est impossible de préciser, car à peine en retrouve-t-on quelques débris en dessous de la muqueuse épaissie. Tout en haut, l'atrésie est encore plus complète qu'à la partie inférieure du rétrécissement ; le diamètre mesure tout au plus 6 millimètres. Dans la partie inférieure de l'anneau cicatriciel, qui se confond insensiblement avec le tissu recouvrant les deux derniers cartilages, tous deux ossifiés par des tractus fibreux développés jusqu'à l'origine des bronches, la réparation est complète, tandis qu'à l'orifice supérieur on distingue encore quelques ulcérations peu profondes. Au-dessus, ectasie notable de la trachée. A part une ossification partielle des cartilages et une disposition en ampoule immédiatement au-dessous des anneaux ossifiés, les deux grosses bronches ne présentent aucune particularité.

Le foie est volumineux; tissu rougeâtre, sans aucune lésion appréciable. Cœur très-petit, mais suffisant, sans altérations valvulaires.

Aorte remarquable par l'étroitesse de son calibre ; même disposition du gros intestin, dont le volume est inférieur à celui d'un intestin grêle normal. Estomac allongé, sacciforme, repoussé par le foie en dessous de sa place habituelle; l'extrémité droite de la grande courbure descend au-dessous de l'ombilic. — A droite, au niveau de l'épine de l'omoplate et près de l'angle externe, trajet fistuleux aboutissant à un foyer formé par une ostéite qui s'étend à une certaine portion de l'épaisseur de l'os, environnée par une zone de périostose diffuse dont les limites se perdent insensiblement dans le tissu demeuré sain.

— Ici, le diagnostic de syphilis, dicté par les indications précises du malade, ne peut laisser aucun doute. Malgré l'affection pulmonaire et une phthisie consécutive non à des tubercules, mais évidemment à la pneumonie caséeuse, il serait difficile de rattacher la maladie trachéale à la cause qui a produit en certains points du poumon l'ulcération des bronches, car le degré pour ainsi dire complet de cicatrisation exclut, à lui seul, l'idée d'une phthisie trachéale d'origine tuberculeuse.

2° SYPHILIS HÉRÉDITAIRE. — Avant d'exposer le résumé des faits qui précèdent et de ceux contenus dans les observations citées à la fin de ce travail, ajoutons quelques mots sur la syphilis infantile, qui peut être, mais plus rarement que la vérole acquise, la source de processus divers portant sur les voies aériennes et plus spécialement sur la trachée.

Chez le nouveau-né, la laryngo-trachéite syphilitique prend ordinairement naissance à la suite de l'envahissement par le coryza de la muqueuse des fosses nasales. L'inflammation de la pituitaire est, on le sait, la manifestation la plus fréquente, la plus constante chez les sujets en bas âge. D'après Rollet, la poussée serait le plus souvent précoce et superficielle. Cependant on connaît des cas où la maladie a donné lieu à de graves désordres; la traînée inflammatoire, issue de la muqueuse olfactive et gagnant de proche en proche, a fini par envahir jusqu'aux ramifications bronchiques.

M. Roger a recueilli sur une enfant de 8 mois et publié une observation de pneumonie survenue à la suite de laryngo-trachéite syphilitique avec ulcérations de la muqueuse laryngienne et carie du cartilage thyroïde constatées à l'autopsie. Après lui, M. Mayr a constaté[1], également à l'autopsie, à la suite de propagation d'inflammation spécifique des fosses nasales au larynx, l'érythème de la muqueuse laryngée : la lésion s'étendait même un peu plus bas, sur les premiers anneaux de la trachée.

Nous ajouterons aux faits qui précèdent une remarquable observation que nous devons à l'obligeance de M. Porak, interne des hôpitaux de Paris, et de notre excellent ami Cartaz. Elle a été recueillie par un de leurs collègues, M. Rafinesque, dans le service de M. Dubrueil. L'impossibilité d'explorer directement le larynx n'a pas permis, il est vrai, de confirmer sans remise le diagnostic d'ulcérations syphilitiques de la trachée, sous lequel cette observation nous a été adressée. Mais, d'un côté l'intégrité presque complète du poumon, de l'autre l'absence à peu près certaine d'altération sérieuse du larynx, que permet d'affirmer moins l'exploration de l'arrière-bouche que la conservation de la voix, obligent à localiser autre part que dans ces deux organes

---

[1] Rollet ; Traité des maladies vénériennes. 1865.

la gêne apportée dans la respiration. Ajoutons encore la sensation normale fournie par les parties accessibles à la palpation, et leur insensibilité, qui autoriseraient à rattacher à la moitié inférieure de la trachée le siége du processus syphilitique.

OBSERVATION VI.

(Observation inédite, recueillie et communiquée par M. G. Rafinesque, interne des hôpitaux. — Hôpital de Lourcine, service de M. Dubrueil.)

Syphilis héréditaire. — Lésions des voies respiratoires.

La nommée B.-L. M..., âgée de 2 ans et demi, est née le 1er mai 1872. La mère est syphilitique, et la date de ses premiers accidents remonte à trois mois environ avant le début de la grossesse. Elle n'a été soumise au traitement mercuriel qu'à l'époque de son entrée à l'hôpital, moins d'un mois avant l'accouchement. L'enfant, du sexe féminin, bien constituée, n'offrait aucune lésion en venant au monde ; mais à partir de la fin du premier mois les manifestations syphilitiques se sont produites d'une façon continue, sans qu'à aucune époque le traitement institué dès le début ait paru produire le moindre amendement. Le premier accident est un coryza intense qui a amené, au bout de six mois environ, l'affaissement des os propres du nez ; ensuite est venue une éruption papuleuse généralisée. A 4 mois, otite externe ; à 5 mois, début de plaques muqueuses à l'anus, éruption vésiculo-squameuse ; à 8 mois, plaques muqueuses de la bouche et abcès ganglionnaires sous-maxillaires et cervicaux ; à 10 mois, nouvelle poussée de plaques muqueuses dans la bouche et à l'anus, réapparition du coryza, qui semblait guéri depuis trois mois. L'enfant respire difficilement, sa voix est enrouée et nasonnée ; elle tète avec peine et rend souvent par le nez le lait qu'elle vient de prendre. Pourtant l'examen de la voûte palatine et du voile du palais ne permet de constater aucune lésion grave.

En mars 1873, éruption papuleuse sur les deux cuisses ; il se manifeste un érysipèle de la face dont la guérison ne se fait point attendre. Au mois de mai, faciès de plus en plus altéré ; la nuit, pas de sommeil ; fièvre à peu près continuelle. Le coryza persiste toujours et l'aplatissement des os du nez s'accuse de plus en plus.

Durant les mois suivants, l'état général de la petite malade offre des oscillations en bien ou en mal ; des plaques muqueuses continuent à se succéder dans la bouche, sur les lèvres, autour de l'anus. En octobre cependant, le coryza a disparu, l'enfant respire mieux, et, bien que le mouvement fébrile du soir n'ait pas cessé complétement, l'amélioration s'accentue, quand survient une rougeole, normale du reste, mais à laquelle succèdent de la diarrhée et une aggravation sensible.

Au commencement du mois de janvier, époque à laquelle M. Rafinesque prend le service, la malade est en pleine poussée de plaques muqueuses: la marge de l'anus d'une part, la langue et la face interne des lèvres d'autre part, en sont couvertes. Un volumineux tubercule ulcéré, placé à la commissure gauche des lèvres, gêne considérablement l'alimentation.

Les troubles de la respiration, dont le début paraît remonter au mois de février 1873, sont assez prononcés ; l'enfant a conservé la voix, qui est cependant étouffée ; elle ne peut plus crier et éprouve par moments des accès de suffocation accompagnés de cyanose, anxiété, etc. Cela survient en général après un accès de pleurs ou quelquefois spontanément, surtout la nuit pendant le sommeil. Il existe sur la face latérale droite du nez et sur le front une vaste syphilide circinée qui s'efface au bout de peu de jours.

En février et mars, de nouvelles plaques muqueuses et de nouvelles éruptions syphilitiques remplacent celles qui disparaissent. En même temps, les accès de suffocation se rapprochent; il y a un tirage continuel, avec cornage et dyspnée paroxystiques.

Le 20 mars, un violent accès d'étouffement a lieu immédiatement après la visite. La cachexie profonde dans laquelle est tombée l'enfant, la perte presque complète de la respiration, les symptômes d'asphyxie, cyanose, lividité, refroidissement des extrémités, tout fait penser que le dénouement fatal ne peut tarder.

Cependant, durant les jours qui suivent, une amélioration graduelle se produit ; vers le milieu de mai, les accès de dyspnée ont cessé, pour ne plus se reproduire, du moins d'une façon aussi forte.

En juin, les plaques muqueuses de la bouche continuent à repulluler. Il se produit une gomme suppurée sur le bras gauche, un peu au-dessus de l'épicondyle. En août, se déclare une diarrhée rebelle ; le coryza a repris une certaine intensité, et les fosses nasales sont parfois complétement obstruées par des mucosités.

État actuel, 19 septembre 1874. — La petite malade présente un aspect misérable : le développement de son corps, sauf le côté de la tête, est bien inférieur à celui que devrait avoir une enfant de 2 ans et demi ; les membres sont frêles, maigres et grêles ; ils contrastent avec le ballonnement du ventre ; il y a mollesse et pâleur générale des tissus. La face est mate, flasque et bouffie ; les yeux, cernés de bleu, sont affectés de strabisme convergent ; le nez est épaté et affaissé à sa naissance. Le crâne présente cette particularité que la suture sagittale, profondément enfoncée, semble se diviser en deux lobes.

Rien de remarquable du côté de la circulation, si ce n'est de temps à autre un léger mouvement fébrile à maximum vespéral.

La diarrhée, depuis plus d'un mois, est presque continuelle ; l'appétit est à peu près nul, et du reste l'alimentation très-difficile. En effet, chaque mouvement de déglutition n'a lieu qu'au prix d'un effort ; il est interrompu fréquemment par des accès de toux suivis souvent du rejet de la dernière bouchée, parfois même de vomissements.

Si l'on interroge les symptômes fournis par l'appareil respiratoire, on trouve tous les signes rationnels d'un rétrécissement assez prononcé ; la respiration, toujours pénible, le devient à un haut degré après les jeux ou les colères de l'enfant. Souvent l'insuffisance respiratoire se traduit par un réveil subit au milieu de la nuit, avec un essoufflement considérable. Chaque mouvement respiratoire est accompagné, surtout à l'inspiration, d'un léger sifflement trachéal qui acquiert une intensité beaucoup plus grande au moment des excès de dyspnée.

La voix, basse et voilée, est cependant conservée ; elle ne s'éteint même pas complétement quant l'enfant crie. La petite malade parle bien et articule les mots, de manière à se faire facilement comprendre.

La toux est fréquente, même en dehors des repas, pendant lesquels elle est continuelle. Elle est sourde et s'accompagne du rejet de matières filantes, spumeuses, d'un blanc mélangé de jaune.

L'examen physique n'ajoute rien aux notions fournies par ces symptômes. Rien d'anormal n'est visible ni sensible au toucher dans l'arrière-bouche, où ne peut malheureusement pas être porté le laryngoscope, à cause du bas âge de la malade. L'exploration du cou ne permet d'apprécier aucune déformation du conduit laryngo-trachéal, dont la palpation n'est nullement douloureuse. L'auscultation décèle quelques gros râles de bronchite dans toute la hauteur du poumon gauche ; le murmure vésiculaire est égal dans toute l'étendue de la poitrine, la sonorité normale.

— Ici, les accidents se succèdent d'une façon incessante, les poussées se précipitent presque continues sur la peau et les muqueuses, malgré un traitement antisyphilitique constant ; ici encore, le coryza domine. La trachéite se révèle de bonne heure, dans le courant du dixième mois.

Si nous jetons actuellement un coup d'œil d'ensemble sur les faits qui précèdent, ainsi que sur les observations réunies à la fin de cette étude, nous trouverons comme limites extrêmes, sinon pour le début des accidents trachéaux, du moins pour leur constatation, les deux dates suivantes : *au minimum neuf mois, au maximum neuf ans* après le chancre infectant.

L'ignorance ou le mauvais vouloir des malades s'opposent à ce qu'on puisse fixer dans la plupart des cas des limites exactes ; mais il est presque toujours possible de se guider, soit sur les accidents antérieurs, soit sur les manifestations actuelles.

Une seule fois la trachéite débute peu après le chancre, sans poussées intermédiaires, au moins constatées. Ordinairement il est précédé de plaques muqueuses qui 3 fois seulement affectent évidemment le pharynx ; 3 fois aussi nous constatons des céphalées rebelles ; l'onyxis et les troubles de la vue 1 fois ; 1 scléro-choroïdite chronique. Selon nous, il existerait une relation très-probable entre les manifestations syphilitiques graves des fosses nasales et celles de la trachée, puisque nous rencontrons 4 fois des nécroses, soit des os du nez, soit des cornets ou de la cloison. Cette coïncidence est d'autant plus frappante qu'ordinairement on ne découvre, sauf un seul cas, sur le larynx, que des traces de lésions superficielles, et plus fréquemment même un parfait état de conservation de la muqueuse. Ajoutons enfin, à l'énumération qui précède, des ulcères profonds des téguments.

Comme accidents concomitants, sauf dans la syphilis infantile, où nous retrouvons tout le cortége des processus cutanés et muqueux, nous ne découvrons plus, outre l'ulcération du larynx, lorsque par hasard elle coexiste, et 1 fois le psoriasis palmaire, que des ulcères tardifs de la peau, des périostoses sterno-claviculaire ou scapulaire ; enfin, mais 2 fois seulement, l'adénite cervicale, encore l'hyperplasie ganglionnaire affecte-t-elle une disposition unilatérale.

En somme, l'affection trachéale se rencontre et dans la syphilis héréditaire et dans la syphilis infantile, plus rarement, il est vrai, pour la dernière. Si nous adoptons la division des manifestations spécifiques en deux grandes classes, nous dirons, en concluant :

1° *Pour la vérole acquise* : Dans le cours de la *période des éruptions cutanées*, l'inflammation trachéale passe inaperçue, en raison de sa dépendance intime avec l'inflammation laryngienne. *Le processus ulcératif appartient en entier à la période des productions fibreuses et gommeuses* ; mais, quoique apparaissant d'ordinaire à une époque assez tardive, il peut aussi surgir *dès le début* et devenir *la première manifestation* des accidents profonds (*accidents de transition*).

2° *Pour la syphilis infantile* : La muqueuse trachéale participe aux poussées inflammatoires du larynx ; elle sert de voie de communication pour permettre à l'inflammation née dans les fosses nasales de se propager jusqu'aux bronches. Enfin elle peut, *de même que chez l'adulte*, revêtir *la forme ulcéreuse*; la nature du processus, probablement analogue, a échappé jusqu'ici à l'observation.

L'ulcération de la trachée survient rarement dans la vérole bénigne ; nous la voyons accompagner de préférence la forme grave, et souvent apparaître après la destruction plus ou moins complète des fosses nasales. Déjà le coryza dont les malades sont affectés, l'écoulement puriforme analogue au jetage, les éruptions cutanées pustuleuses simultanées, avaient fait admettre une analogie frappante entre la morve aiguë et la syphilis grave, surtout quand celle-ci revêt la forme galopante ; les altérations de la muqueuse trachéale, ulcérations et cicatrices, observées dans la morve, et dont il est assez fréquent de constater la présence à l'autopsie dans la trachée du cheval ou plus rarement chez l'homme [1], viennent, dans la forme chronique, confirmer le degré de parenté admis déjà entre les deux affections.

---

[1] Tardieu ; Thèse inaugurale.

CHAPITRE III

Anatomie pathologique.

Après avoir indiqué le mode de formation et la marche initiale des lésions trachéales, il nous reste à jeter un coup d'œil sur leur aspect, les formations cicatricielles qui en résultent, sur leur nombre, leur étendue, leur siége habituel, enfin sur leur coexistence avec des productions laryngo-bronchiques de même nature.

A première vue, nous constatons d'abord trois genres de lésions très-distincts : 1° Des ulcérations plus ou moins étendues, plus ou moins profondes, sans aucune trace de travail réparateur ; 2° le début de la période de cicatrisation caractérisé par des symptômes de rétrécissement fibreux commençant avec persistance des ulcérations en certains points; 3° une cicatrisation complète donnant fatalement naissance à une sténose dont le degré peut varier à l'infini.

I. — Il est assez rare de rencontrer à l'autopsie le premier genre d'altérations: elles s'accompagnent alors de différents processus laryngiens ou bronchiques à une période d'évolution plus avancée; ou bien, lorsqu'elles existent seules, elles atteignent une profondeur assez considérable pour entraîner la destruction des cartilages; l'asphyxie est alors produite par l'obturation des voies aériennes consécutive à l'élimination des débris nécrosés plus encore que par le bourrelet inflammatoire et la saillie des bords de l'ulcération dans l'intérieur de la trachée.

On constate alors de vastes ulcérations à bords proéminents, taillés à pic, occupant ordinairement la circonférence à peu près entière du conduit, ou des ulcères profonds qui, outre la muqueuse et les cartilages, attaquent les tissus périphériques, et se creusent dans la trame celluleuse environnante des anfractuosités à bords irréguliers, festonnés, dont une partie est constituée par du tissu fibreux sous forme de tractus, et dont le fond est formé par des ganglions fermes et pigmentés. Ces derniers peuvent à leur tour être atteints par l'ulcère dans sa marche envahissante; bientôt ils suppurent, se vident et ne forment plus qu'une espèce de coque déversant à l'intérieur de la trachée le pus qui provient de ses parois.

II. — Cette période comprend le plus grand nombre des cas soumis à l'examen nécroscopique ; c'est en effet, soit au début, soit dans le courant de la réparation cicatricielle, que la sténose des voies aériennes commence à se manifester par des troubles respiratoires accentués, suivis, à une époque qui varie avec le degré d'atrésie, d'accès violents de suffocation, et finalement de complète asphyxie. L'examen de la trachée fournit à cette époque deux genres d'évolution morbide assez distincts : dans le premier, la tendance à la guérison est complète, les pertes de substance laissent entrevoir de toute part une réparation définitive. Dans le second, au contraire, à côté de cicatrices partielles déjà étendues et de date plus ou moins ancienne, on constate des ulcères de formation tout à fait récente et des poussées nouvelles parfois à côté des ulcérations primitives, ou même dans des points sensiblement distants.

III. — Enfin, les pertes de substance sont totalement réparées; on ne rencontre plus que des cicatrices trachéales qui toujours diminuent le calibre des voies aériennes. La mort survient alors à la suite de complications diverses indépendantes de la trachée, mais dont la terminaison pourrait avoir une heureuse issue, sans la présence de l'atrésie cicatricielle.

Le degré de rétrécissement peut-il n'atteindre que des dimensions légères ? En tout cas, celui-ci n'est constaté que lorsque la diminution du calibre de la trachée a subi une modification très-notable ; on l'a même vu produire une oblitération presque complète. On sait que le diamètre normal de la trachée est : chez l'homme, de 20 à 24 millimètres ; chez la femme, de 18 à 20. On le trouve réduit dans certains cas à quelques millimètres ; le plus ordinairement il admet une sonde de moyen calibre.

On ne saurait déterminer la forme des rétrécissements, car elle varie sur chaque sujet, toujours subordonnée à l'étendue, à la profondeur de l'ulcère et principalement à l'état des anneaux, sans la modification et la destruction partielle ou totale desquels la sténose serait à peine sensible. Aussi voyons-nous le trajet rétréci, accusant des dispositions diverses, tantôt affecter la forme d'un entonnoir, tantôt surgir brusquement et sans transitions.

On trouve presque toujours le conduit aérien plus ou moins dilaté au-dessus de l'obstacle ; on peut aussi rencontrer au-dessous la même disposition. On a attribué cette ectasie à la pression de la colonne d'air, qui dans l'expiration, et surtout pendant l'inspiration, vient se heurter contre les parois du tube aérien, dont il ne peut franchir aisément le parcours. Nous ne devons pas oublier pourtant qu'il est assez fréquent de constater certaines dilatations dans les trachées normales au moment de la bifurcation ; cette ectasie partielle peut même acquérir des dimensions notables chez les sujets atteints de catarrhe chronique ancien ; mais alors, si les points plus élevés ne participent pas à cette dilatation, les anneaux et au moins les couches profondes de la muqueuse conservent leur intégrité.

Nombre et étendue des ulcérations. — Les tumeurs gommeuses dont l'évolution donne naissance aux ulcères trachéaux doivent, avant de se réunir pour former dans les tissus une large solution de continuité, produire tout autant d'ulcérations distinctes. En général, on n'en constate qu'un petit nombre dans la syphilis, relativement à la quantité que l'on trouve dans d'autres affections, dans la phthisie par exemple, où la muqueuse trachéale en est comme criblée. Quelle que soit la maladie qu'on observe, l'étendue des ulcères trachéaux est toujours en raison inverse de leur nombre : la vérole exclut leur trop grande multiplicité, car elles s'étendent presque toujours sur une surface de plusieurs centimètres. Charnal assure que les lésions de la morve occupent plus d'espace : nous voyons, dans la syphilis, les ulcérations embrasser presque toujours un espace limité entre 7 et 28 millimètres, mais dans un cas (Prengrueber) la trachée presque entière est prise sur une hauteur de 8 centimètres et demi.

Siége. — On ne trouve *jamais* d'ulcère limité à la partie médiane ; quand on l'y rencontre, comme dans le cas précédent, c'est qu'alors le processus occupe l'organe à peu près entier. On peut l'observer aux deux extrémités du tube, mais avec une inégale fréquence ; il peut être entièrement limité à la trachée, ou bien, *en haut* se rattacher à un état pathologique analogue du larynx, *en bas* se lier à des manifestations bronchiques de même nature ; enfin on a noté (Teissier) l'ulcération dans les deux tiers extrêmes, avec conservation complète de la partie moyenne.

Sur 15 cas, nous rencontrons la lésion : 2 fois immédiatement au-dessous du cartilage cricoïde ; 7 fois, *de visu*, près de la bifurcation des bronches et dans le voisinage au-dessus ; 4 fois le diagnostic localise d'une manière probable l'obstacle au même point ; 1 fois la trachée presque entière est atteinte ; 1 fois le processus s'est développé simultanément en haut et en bas.

Nous pouvons donc conclure, en faisant même une large part aux erreurs de la clinique, que la *syphilis trachéale ulcéreuse occupe le tiers inférieur de la trachée dans les trois quarts des cas.*

Larynx et bronches. — Sur le même nombre de sujets, 1 fois le larynx offre de profonds désordres ; 2 fois on y remarque des cicatrices anciennes et superficielles.

L'altération concomitante des bronches est plus fréquente :

5 fois le processus s'est étendu jusqu'à elles ; 3 fois la bronche droite est atteinte, et, fait à signaler, dans les 5 cas la bronche gauche est plus ou moins endommagée : 1 fois son diamètre est réduit à 2 millim. ; une autre fois, il est vrai, on ne constate que la présence de tissu cicatriciel brillant et gauffré, sans angustie manifeste.

Un phénomène différent peut se produire : nous voulons parler de la dilatation en ampoule des deux bronches au-dessous de la sténose trachéale.

En somme, *le larynx est très-rarement lésé en même temps que la trachée,* tandis que *les bronches participent à l'altération environ 1 fois sur 3.*

En résumé, nous voyons la maladie diathésique frapper la *muqueuse,* les *cartilages* et le tissu *fibro-élastique.*

Muqueuse. — Indépendamment de la couleur pourpre foncé de l'érythème, formant constraste avec le rouge brillant de l'inflammation catarrhale, la muqueuse subit donc de nombreuses modifications. On la voit épaissie, plissée, rouge, donnant naissance à des excroissances aplaties, à des cicatrices bourgeonnantes. Les bords de l'ulcération sont tantôt calleux, tantôt taillés à pic et comme à l'emporte-pièce, ou bien se confondent insensiblement avec les tissus sains. La cicatrisation, rarement superficielle, est formée de tractus étoilés, de brides rappelant la disposition des colonnes charnues du cœur ; jamais, comme dans la morve, on ne voit de cordages traversant la trachée dans son diamètre. Sur toute l'étendue des portions rétrécies, la muqueuse est remplacée par un tissu cicatriciel luisant, à aspect réticulé.

Cartilages. — L'ulcération atteignant presque toujours une certaine profondeur, il s'y joint une périchondrite suppurée qui ne tarde pas à produire de graves altérations dans les anneaux. Alors ceux-ci se déforment ; bientôt surviennent des nécroses partielles suivies de fractures complètes, de résorptions totales ou d'expulsion de fragments de cartilages mortifiés, qui laissent à leur place des dépressions sinueuses et profondes. Leurs débris vont jouer dans les voies respiratoires le rôle de corps étrangers, tantôt libres entièrement, tantôt liés encore par un faible pédicule aux parois de la trachée.

La destruction peut anéantir *rarement un, le plus souvent plusieurs anneaux* (quatre, six et même plus); elle peut embrasser leur circonférence tout entière, ou laisser intacte d'un même côté la moitié de leur circuit.

Sous l'influence de la coarctation cicatricielle provoquée par le tissu fibreux de formation nouvelle, les parcelles d'anneaux qui ont survécu se plient, se recourbent, chevauchent et se confondent avec les fragments des cartilages voisins. Il en résulte un raccourcissement de la trachée, parfois avec abaissement du larynx et diminution variable dans la mobilité de cet organe. On a trop insisté sur ce signe, précieux il est vrai au point de vue clinique, s'il offrait une certaine constance ; mais il manque le plus souvent. Il est dû surtout à l'immobilisation du tube aérien par diverses adhérences avec les organes qui l'environnent, adhérences signalées deux fois seulement, une pour la trachée, la seconde pour la bronche gauche[1], dans les faits que nous avons réunis.

Tissu fibro-élastique. — Signalons enfin, avec J. Cyr[2], l'hypergénèse avec l'hypertrophie des éléments élastiques ; à peine visibles à l'état normal, on peut ici suivre, sous la muqueuse, leurs faisceaux très-développés, jusqu'à un centimètre et plus au-delà de la bifurcation, dans les deux tubes bronchiques.

Les fibres musculaires longitudinales qui accompagnent les fibres élastiques participent au même processus ; mais, tandis que le développement anormal de ces dernières est surtout sensible dans la trachée, c'est sur les bronches que l'on constate cette prédominance pathologique de l'élément musculaire.

---

[1] Avec l'œsophage.

[2] Anatomie pathologique des rétrécissements de la trachée. Thèse de Paris, 1866.

En dernier lieu, comme dépendant de la trachéite, citons des altérations assez rares, déjà décrites, dans les ganglions jugulaires ou bronchiques, plus rarement encore le développement anormal des muscles de la région antérieure du cou ; enfin, assez fréquemment pour être remarqué, un *emphysème pulmonaire* généralisé et considérable.

CHAPITRE IV

Symptomatologie. — Marche.

Si nous conservons pour l'exposé des symptômes la division anatomique précédemment établie, nous verrons que l'affection trachéale peut se manifester par deux modes d'apparition essentiellement distincts : le premier commun aux deux périodes extrêmes, le second spécial à l'époque moyenne, et plus particulièrement au début de la sclérose cicatricielle.

I. — Dans le cours de la marche ulcérative franche, les accidents sont dus surtout, avons-nous dit, à la présence dans le tube aérien de fragments de cartilages mortifiés. A l'époque du rétrécissement définitif, ils sont liés à l'introduction soudaine de parcelles alimentaires que le malade devient impuissant à expulser, en raison du volume insuffisant de la colonne gazeuse.

Le début est alors brusque, instantané, l'invasion plus rapide encore que dans l'œdème sus-glottique qui accompagne les lésions superficielles du larynx.

Sous l'influence d'une médication expulsive, les menaces d'asphyxie peuvent disparaître promptement ; mais bientôt, en l'absence même des phénomènes généraux, au moment où le malade commence à oublier l'accès qui a failli l'emporter et où l'on se croit en droit d'espérer une guérison complète, tout à coup, dans le cours d'un repas ou sans cause manifeste, la suffocation reparaît plus soudaine encore pour entraîner l'asphyxie définitive dans l'espace de quelques instants.

II. — Le plus souvent, la maladie revêt une forme insidieuse. La syphilis est ignorée : tantôt le malade, persuadé de l'intérêt qui s'attache à en nier l'existence, s'obstine dans ses dénégations, ou bien de longs mois se sont écoulés avec toutes les apparences d'une santé parfaite, et la vérole est oubliée. Surviennent un coryza, une bronchite, attribués à un refroidissement et qui n'éveillent d'abord nullement son attention. Après un temps plus ou moins long, habituellement quelques semaines, l'indisposition affecte une marche insolite; la dyspnée, d'abord peu sensible, s'accentue; la toux, sans mal de gorge, suivie d'une expectoration rare, devient sèche, fréquente, continuelle même au moment de l'ingestion des aliments. L'oppression, qui tout d'abord avait attiré l'attention du malade, augmente sous l'influence d'un effort pénible, d'une conversation prolongée, de la moindre fatigue ; la respiration, jusque-là plus ou moins laborieuse, devient progressivement difficile, s'accompagne de bruits spéciaux, souvent intenses ; la voix s'éteint. Les accès de suffocation, qui d'abord éclataient seulement durant la nuit ou au réveil, se prolongent, se rapprochent et surviennent pour le plus léger motif : mouvements, toux, émotion. Plus de sommeil, plus d'alimentation possible. L'orthopnée devient continuelle; enfin l'aspect du malade, ses traits anxieux, les positions fatigantes et variées qu'il adopte, rappellent, à s'y méprendre, l'atrésie produite par l'infiltration de la muqueuse laryngienne. Le pouls se déprime de plus en plus, s'accélère ; les téguments sont inondés d'une sueur glacée ; la face se cyanose ; les extrémités se refroidissent. La terminaison fatale approche.

Si les phénomènes d'oppression se prolongent, ils ne tardent pas à provoquer sur l'économie tout entière un retentissement profond. L'amaigrissement est rapide, les forces disparaissent, l'appétit avec elles ; il se déclare des diarrhées rebelles et tous les signes d'une cachexie avancée, véritable *phthisie trachéale syphilitique*.

Cette débilitation extrême, sensible surtout dans la syphilis infantile, peut, comme nous l'avons vu, être interrompue par

des intermittences plus ou moins prolongées d'améliorations notables, bientôt suivies de nouvelles rechutes.

Arrêtons-nous un instant sur les symptômes de l'exposé clinique qui précède spéciaux à la lésion trachéale.

Troubles de la respiration. — A moins de cas particuliers
comme celui d'un cartilage nécrosé faisant soupape pendant l'expiration, celle-ci est ordinairement courte, facile, plus rude
pourtant qu'à l'état normal, souvent même bruyante. Le premier
temps, au contraire, est laborieux, prolongé ; à chaque inspiration, les anneaux ne soutiennent plus la trachée au moment où
la pression atmosphérique tend à la comprimer ; les parois, en
partie membraneuses et trop faibles désormais pour résister aux
efforts exercés sur elles, se laissent déprimer, se rapprochent l'une
de l'autre, et opposent à l'entrée de l'air une barrière plus
étroite.

1° *Bruits trachéaux*. — L'inspiration s'accompagne toujours
de bruits particuliers dont on distingue deux variétés : tantôt
c'est un sifflement rude et prolongé, tantôt un bruit serratique
sec, sans mélange de ronchus muqueux, comparé au bruit respiratoire des chevaux corneurs, et appelé râle broncho ou laryngo-
trachéal, *cornage*.

Le sifflement indiquerait un obstacle moindre que le cornage.

Plusieurs malades ont successivement fait entendre l'un et
l'autre bruit : le sifflement dans les moments de calme, le cornage pendant les accès de suffocation ; c'est en réalité le même
bruit, l'intensité seule en fait la différence. On peut les produire
presque à volonté, chez les malades, par le passage d'une plus
ou moins grande quantité d'air.

2° *Dyspnée*. — La dyspnée est un des symptômes initiaux,
souvent même le premier. Outre sa constance habituelle, notons
sa marche croissante, paroxystique.

3º *Voix*. — L'altération de la voix est, on le sait, constante dans les lésions du larynx ; mais, malgré l'intégrité de cet organe, ce serait une grave erreur de croire que la phonation ne subit que de rares modifications dans la maladie trachéale.

Elle peut, il est vrai, persister pure, limpide, argentine même ; mais, nous le répétons, ce phénomène est rare et se rencontre à peine une fois sur six. Pour le larynx, les changements portent surtout sur le timbre, la voix est enrouée, rauque, éraillée : c'est, en un mot, la voix syphilitique. Dans la trachéite, on trouve aussi de la raucité, mais moins accentuée ; souvent aussi le son est entrecoupé, étouffé, même éteint. Cependant, par intervalles la voix peut redevenir naturelle, tandis qu'une fatigue, même légère, entraînera de nouveau l'aphonie.

4° *Toux*. — A peu près constante, la toux peut manquer pourtant tout à fait au début. Quoique persistante, elle varie de fréquence et d'intensité ; tantôt sèche et rare, parfois continuelle, pénible ; ordinairement provoquée par la déglutition, elle amène le rejet des matières alimentaires.

5° *Expectoration*. — Très-différente des pertes de substance de même nature qui siégent sur le pharynx et l'œsophage, l'ulcération n'atteint ici dans sa marche que des rameaux vasculaires trop ténus pour déterminer une hémorrhagie appréciable, quelle que soit la profondeur des désordres. A peine trouve-t-on dans quelques crachats de légères stries de sang. Ceux-ci, le plus souvent, sont rares, épais, pelotonnés, presque solides, très-difficiles à expulser ; rarement on les voit filants, spumeux, jaunâtres ou purulents, nummulaires comme chez les phthisiques. Ils peuvent renfermer des fragments de cartilages.

6° *Déglutition*. — A peu près dans tous les cas totalement indolore, elle s'accompagne pourtant de dysphagie et provoque des accès de toux, des vomissements.

7° *Douleur trachéale*. — On rencontre ce phénomène subjectif (4 fois sur 14) avec des sensations diverses de la part des malades : c'est tantôt une douleur sourde, parfois plus vive pendant les accès de dyspnée ; les uns croient sentir une plaie, d'autres des corps étrangers que leurs mains semblent s'efforcer d'atteindre. Toujours ils localisent cette sensation derrière la partie supérieure du sternum.

Ce caractère offre-t-il une grande valeur ? Il serait malheureusement permis d'en douter, si nous rappelons qu'une douleur manifeste, rapportée deux fois au larynx, n'impliquait pourtant aucune lésion en ce point.

EXAMEN DE LA TRACHÉE. — *Palpation.* La localisation habituelle des accidents au tiers inférieur réduit à fort peu de chose ce mode d'investigation dans la syphilis, si l'on se borne à explorer la surface interne du conduit. En revanche, après la trachéotomie, nous n'hésitons pas à reconnaître qu'on peut, à l'aide de l'introduction du doigt dans la trachée, recueillir de précieux indices. On a obtenu des données plus vagues au moyen d'une sonde en gomme.

Auscultation. — Quoi qu'en ait présumé Charnal, si l'on en croit M. Trélat, l'auscultation directe de la trachée et du larynx n'a encore fourni aucun renseignement utile. D'après Empis, on percevrait toujours le maximum des bruits à la bifurcation ; Bœckel, au contraire, dans un cas de trachéite, a trouvé l'intensité plus grande au niveau du larynx.

Mentionnons en passant le bruit de drapeau dont parle M. Barth, et qui serait produit par les vibrations des fragments éliminés que nous avons vus rattachés encore par un pédicule aux parois de la trachée.

Quant à l'examen du poumon, « les bruits respiratoires sont presque toujours, on devrait dire même toujours, voilés par des bruits trachéo-laryngiens retentissants ; en général, la poitrine reste sonore, à moins qu'il n'existe quelque complication pulmonaire, ce qui est fort rare [1] ». Nous en excepterons l'em-

---

[1] Trélat ; *loc. cit.*

physème, qui est fréquent, et qui, par sa présence, contribue à exagérer cette sonorité.

L'auscultation permettra tout au plus, par l'absence du murmure vésiculaire dans l'un des côtés du thorax, de reconnaître les sténoses bronchiques.

Durée, Terminaison. — La durée est variable ; nous voyons les symptômes se prolonger chez l'enfant pendant près de deux années. Chez l'adulte, c'est presque toujours au bout de quelques septénaires qu'il est donné d'observer les malades, et le début des accidents remonte à une époque qui varie entre une ou deux semaines et six mois.

Passagère dans l'inflammation liée aux poussées secondaires du larynx, la maladie peut se prolonger indéfiniment, passer même inaperçue, quand aux ulcérations succède un rétrécissement peu sensible. Dans les cas où l'affection est constatée, la guérison complète est exceptionnelle, et celui de M. Vidal est encore le seul fait authentique d'heureux résultat définitif. Ajoutons néanmoins qu'un traitement approprié et surtout l'intervention chirurgicale peuvent tout d'abord sauver le malade et lui procurer même par la suite un sursis de notable durée.

Étiologie. — En dehors de la maladie constitutionnelle, des causes occasionnelles sont invoquées par le malade ; il rejette ordinairement le début de l'affection sur un refroidissement suivi de bronchite, sur une émotion vive ; mais les accidents peuvent aussi éclater à l'improviste.

La *profession* n'exerce qu'une influence restreinte sur la pathogénie ; peut-être pourrions-nous signaler comme cause déterminante, outre l'humidité (blanchisseuse), la poussière, les corpuscules ténus qui chez certains sujets (batteur de blé, chiffonnier, matelassier) ont pu, par un contact prolongé et irritant, localiser sur les voies aériennes le processus inflammatoire.

L'*âge mur* fournit plus des trois quarts des cas ; sur 11 observations, nous trouvons 1 fois seulement la trachéite avant

20 ans, et 1 fois à 55 ; 9 fois elle apparaît entre 25 et 50 ans.

Sexe. Le sexe comporte une prédisposition réelle, la fréquence étant plus que double chez la femme : sur 13 cas, nous en comptons 4 seulement chez l'homme, pour 9 du sexe féminin.

Climat. Le climat ne nous paraît pas agir sensiblement sur la pathogénie, la marche et la durée de la maladie. L'Angleterre nous apporte 6 cas; d'autres, en plus petit nombre il est vrai, sont publiés en Allemagne; quant aux observations que nous avons pu réunir, 13 proviennent des différentes contrées de la France, parmi lesquelles les deux qui fournissent, dans la durée de la trachéite, des limites extrêmes, ont été recueillies en Algérie.

Fréquence. Sans affecter une rareté tout à fait exceptionnelle, la syphilis trachéale est peu commune. Dans son Mémoire, M. Trélat, sur 22 cas d'obstruction des voies aériennes par des lésions spécifiques, n'a pu en réunir que 5 avec obstacle siégeant sur la trachée. Pourtant ces derniers ont été recherchés par lui avec le plus grand soin, tandis qu'il avoue avoir laissé échapper plusieurs cas d'altérations du larynx. Cet auteur en conclut que l'affection syphilitique est au moins trois fois plus fréquente au-dessus du cartilage cricoïde qu'en dessous.

La multiplicité des accidents laryngés, à la période secondaire surtout, dépasse de beaucoup le rapport ci-dessus indiqué, M. Trélat ayant limité ses recherches aux cas dans lesquels la trachéotomie était indiquée par la gravité des symptômes.

Citons encore, à l'appui de la rareté des faits que nous avons réunis, le témoignage de deux d'entre les syphiliographes les plus éminents, MM. P. Diday et A. Fournier, qui n'ont jamais observé la syphilis trachéale sur la longue liste de manifestations variées fournies par leurs nombreux malades.

Diagnostic. — Lors de l'apparition des accidents cutanés et muqueux superficiels, l'inflammation laryngée ne permet pas de porter l'exploration directe sur la muqueuse trachéale. Du reste, le diagnostic précis est alors superflu, l'indication thérapeutique consistant à combattre les seuls accidents du larynx.

Dans la période des productions viscérales, le problème, difficile à résoudre, devient complexe. Il s'agit alors d'élucider trois questions :

1° Rattacher l'existence des accidents à une lésion interne des voies aériennes;

2° En localiser la présence dans la trachée, à l'exclusion des bronches et du larynx ;

3° Déterminer la nature de l'affection.

I. — Il nous suffira d'énumérer les nombreuses affections qui au premier abord peuvent simuler, soit l'ulcération, soit le rétrécissement cicatriciel du tube respiratoire. Nous citerons les maladies du cœur, les épanchements pleurétiques considérables ou doubles, les accès d'asthme, les polypes du pharynx, les tumeurs du cou comprimant la trachée ou le larynx, tels que : les anévrysmes de l'aorte et des carotides, l'hypertrophie simple ou avec dégénérescence des ganglions lymphatiques cervicaux et bronchiques, les tumeurs de toute nature du corps thyroïde, les abcès du cou, les kystes développés dans cette région, les tumeurs osseuses issues de la face interne de la cage thoracique.

On pourra consulter avec fruit, sur ce sujet, la thèse de M. Charnal, qui a fait, sur le diagnostic différentiel de ces affections avec les rétrécissements dus à une lésion trachéale, une étude approfondie.

Nous nous bornerons à ajouter qu'un examen attentif permettra d'éliminer rapidement les causes variées qui précèdent, en ne faisant exception qu'en faveur des tumeurs médiastines non vasculaires. Encore ces dernières se révèlent-elles souvent par une saillie plus ou moins prononcée dans la région thyroïdienne inférieure ; ou bien encore, pour peu qu'elles atteignent un certain volume, une percussion délicate pourra faire soupçonner leur présence. Il nous a été donné, à l'hôpital de Mustapha, d'observer dans le service de M. Alcantara, sur une malade de 45 ans, un cas de dégénérescence portant sur un ganglion très-probablement situé au-dessous de l'éperon trachéal. A l'autopsie, outre la partie inférieure de la trachée, ce ganglion, du volume d'un petit œuf, embrassait la bifurcation des bronches, dont le calibre, à droite surtout, avait atteint un remarquable degré d'atrésie. Cependant, même dans ces cas difficiles, on peut encore s'appuyer sur l'absence de l'expectoration ou sur sa nature ; des crachats rares, épais, pelotonnés, renfermant quelques stries de sang, pourront faire pencher en faveur du processus laryngo-trachéal.

II. — La difficulté s'accroît encore pour déterminer le siége de la lésion. Éliminons tout d'abord la laryngite striduleuse, plus commune chez l'enfant, ainsi que le croup, qu'aidera à reconnaître l'examen attentif de la gorge. Les végétations du larynx, ses polypes, la laryngite œdémateuse, exigent une exploration plus subtile. Les deux premières affections sont rares ; aussi, mis, en présence de la trachéite syphilitique, n'hésite-t-on par à reconnaître, soit une laryngite chronique suivie d'ulcération ou de rétrécissement du larynx, soit un œdème de la glotte ; les symptômes sont les mêmes, la ressemblance frappante, et l'on se rappelle avant tout la fréquence des lésions sus-glottiques et glottiques.

Voici en quels termes, il y a cinq ans à peine, M. Trélat formulait le diagnostic différentiel de l'obstruction laryngienne et de l'obstruction broncho-trachéale [1] :

« L'obstruction laryngienne peut survenir brusquement. D'habitude elle est précédée d'une période d'invasion. Dans cette période, l'aphonie domine, elle est souvent accompagnée de douleurs au niveau du larynx, de dysphagie et de toux avec expulsion de crachats muqueux adhérents. Les accès de suffocation avec râle laryngo-trachéal apparaissent tardivement. Le laryngoscope permet de reconnaître directement les lésions.

---

[1] Trélat ; *loc. cit.*

Au contraire, jamais l'obstruction broncho-trachéale ne débute brusquement. La période d'invasion est longue en général. Cette période est caractérisée par une dyspnée plus ou moins intense, se montrant par accès irréguliers, et ayant des exacerbations et des décroissances. Il n'y a pas de douleur au niveau du larynx, souvent de la toux avec crachats muqueux. Quand la maladie s'aggrave, les accès de suffocation sont presque continus et s'accompagnent de sifflement et de râle laryngo-trachéal. La voix reste normale jusqu'à l'agonie, ou, si elle subit quelques modifications, il est toujours possible de retrouver le bruit vocal. Le miroir laryngoscopique montre un larynx normal; et si jusqu'ici on n'a pas pu éclairer assez profondément la trachée pour apercevoir le rétrécissement, il est possible que plus tard on obtienne ce résultat. Quelquefois enfin on pourra reconnaître par le palper la déformation de la trachée, l'abaissement et le défaut de mobilité du larynx. »

Les faits que nous rapportons, nombreux relativement à ceux qui font l'objet du résumé qu'on vient de lire, atténuent encore, au détriment du diagnostic, la valeur des symptômes différentiels entre les deux affections. Nous avons constaté l'apparition soudaine des accidents trachéaux et limité dans certains cas à quelques jours la période d'invasion ; malgré l'intégrité du larynx, la douleur peut exister à son niveau, en dépit du siége éloigné des ulcérations trachéales. Les crachats sont également adhérents ; quant aux bruits anormaux, c'est du reste l'opinion de M. Trélat, ils indiquent simplement l'existence d'un rétrécissement des premières voies respiratoires, sans en préciser nullement la situation ; leur intensité permet tout au plus d'apprécier le degré d'atrésie.

D'après Charnal, l'extinction de la voix surviendrait tardivement dans les rétrécissements de la trachée; l'aphonie tiendrait alors plutôt à l'affaiblissement général résultant de l'asphyxie. Nous croyons que les modifications de la voix sont la règle. Peut-être pourrait-on insister sur une certaine différence dans le timbre; la raucité serait moins prononcée dans la trachée; il n'en est pas moins vrai que la phonation peut, dans un cas comme dans l'autre, être atteinte, et *dès le début.*

Cependant, en général, on constate : « d'un côté, des enrouements plus ou moins fréquents suivis d'aphonie; de l'autre, des accès de dyspnée plus ou moins répétés prenant à un certain moment plus de fréquence, d'intensité, de durée». D'un côté, la phonation est la première atteinte; de l'autre, la respiration l'est en même temps et parfois même avant. Faut-il ajouter qu'une voix claire doit *toujours* exclure l'affection du larynx?

Après la dyspnée, importante si l'on se préoccupe de l'époque de son apparition, rappelons l'inconstance du défaut de mobilité et d'abaissement du larynx, qu'il n'est possible de reconnaître qu'à une période déjà avancée de la cicatrisation. Ce signe manque, il est vrai, toujours quand l'affection siége au larynx, mais en somme il ne peut jamais indiquer qu'un raccourcissement de la trachée.

La palpation, précieuse dans les lésions laryngées, qu'elle a permis, à elle seule, d'indiquer avec précision, n'a jamais rendu dans la trachéite aucun service et ne pourrait être utile que dans les cas fort rares où les désordres siégent au tiers supérieur; cependant on pourra s'appuyer sur sa valeur négative. L'auscultation est infidèle.

La douleur spontanée à la jonction des deux pièces supérieures du sternum est un indice utile, mais pas assez fréquent. La toux provoquée par la déglutition, même quand celle-ci est indolore, se rencontre tout à la fois dans les deux affections.

Mentionnons, pour faire ressortir les dangers de son application, l'idée peu pratique de M. Civet, qui consiste dans l'introduction d'une sonde à boule au sein des voies respiratoires.

Il ne nous reste plus, pour éclairer nos recherches, que l'inspection attentive, par la vue d'abord, le toucher ensuite, de l'arrière-bouche, de l'épiglotte et de l'orifice externe du larynx, enfin l'examen laryngoscopique. A défaut de ce dernier, le doigt permettra, incomplétement sans doute, mais toujours avec certaines probabilités, de reconnaître l'absence d'ulcérations épiglottiques ou d'œdème prononcé de la glotte.

Seule, l'exploration par le laryngoscope montrera clairement les lésions ou leur absence. Aux deux cas qui, d'après M. Trélat, empêchent d'y avoir recours, la susceptibilité du pharynx ou l'asphyxie imminente, nous en ajouterons un troisième, la trachéite infantile. La glace, la poussière d'éther, le bromure de potassium auront raison du premier ; il ne dépend pas toujours du médecin de ne pas s'exposer au second, et il reste sans défense contre le troisième. C'est alors que la conservation de la voix atteindra une importance capitale.

Enfin, dans la simultanéité d'ulcères ou d'atrésie laryngiens et trachéaux, le miroir, partout ailleurs guide infaillible, nous plongera par là-même fatalement dans l'erreur.

La reconnaissance des altérations bronchiques est plus importante encore que celle des lésions du larynx, l'intervention chirurgicale, quand elles existent, devenant superflue. On ne pourra les rechercher que dans les moments de calme, en s'appuyant sur l'absence du murmure vésiculaire dans l'un des côtés du thorax, tandis qu'il persiste dans l'autre.

III.— La trachéite idiopathique, celle qui accompagne la phthisie pulmonaire ou la morve: telles sont les affections de la trachée qu'on pourrait à la rigueur confondre avec les diverses manifestations de la diathèse syphilitique.

La première est exceptionnelle ; on n'en trouve que quelques rares observations[1]. Peut-être même la connaissance exacte des antécédents nous permettrait-elle de revendiquer ces faits comme appartenant au sujet qui nous occupe.

Outre les rapports journaliers avec des chevaux suspects, la coexistence d'ulcérations dans les fosses nasales, des engorgements ganglionnaires multiples et surtout des abcès cutanés,

---

[1] Demarquay ; Société de chirurgie. 1864. — Gintrac ; Journal de médecine de Bordeaux. 1844.

des douleurs articulaires, seront une présomption en faveur de la morve.

Les ulcères consécutifs à la phthisie pulmonaire pourront être éliminés par l'absence de symptômes du côté du thorax. Si les bruits trachéo-laryngiens rendent l'auscultation impossible, l'absence constante d'hémoptysies antérieures, enfin la sonorité normale ou exagérée de la poitrine, feront pencher en faveur de la syphilis.

Enfin, si le sujet avoue des accidents antérieurs, s'il porte encore les stigmates de l'affection constitutionnelle, le diagnostic s'imposera naturellement de lui-même. Nous croyons superflu d'insister sur l'ignorance, l'oubli, la duperie des malades, et sur l'importance qu'il convient d'attacher à leurs dénégations.

PRONOSTIC. — Les diverses lésions que nous venons de passer en revue comportent des pronostics très-différents. Ne présentant par elle-même d'autre danger que la propagation assez rare de l'inflammation laryngée aux centres respiratoires, pendant la période secondaire, la trachéite, à l'époque des productions gommeuses, fait naître pour l'avenir des appréhensions dont la gravité dépend de l'âge du sujet, du degré et du siége de l'affection.

On devra particulièrement redouter les trachéites infantiles, qui laissent pour le présent peu d'espoir, et dont la guérison même, fût-elle possible, fait entrevoir par la suite une atrésie d'autant plus menaçante que la cicatrisation aura été obtenue dans un âge plus tendre. A l'âge adulte, les malades peuvent échapper pour toujours, ou seulement pour un temps, aux accidents les plus graves; quelques-uns sont emportés par une mort foudroyante; d'autres, plus heureux, évitent la terminaison fatale, mais au prix de rétrécissements qui pourront susciter plus tard de nouveaux et redoutables dangers, sous l'influence de la cause la plus légère, une bronchite des plus bénignes, par exemple, ou l'introduction fortuite dans la trachée de quelques parcelles d'aliments.

TRAITÉMENT. — Constatons d'abord l'influence salutaire d'une médication antisyphilitique antérieure sagement prescrite et régulièrement suivie. Dans la plupart des faits que nous avons réunis, il est vrai, le traitement spécifique a été institué, soit pour combattre des manifestations antérieures, soit au moment de l'apparition des accidents trachéaux ; mais presque toujours ce traitement est incomplet : le malade a refusé de s'y soumettre, ou bien il a suivi irrégulièrement une médication, soit mercurielle, soit iodurée. La seule terminaison favorable obtenue par le traitement interne a été précédée de l'administration régulière des deux médicaments.

Quelle est l'action particulière de chacun des deux spécifiques ? Tantôt les symptômes paraissent s'amender sous l'influence du mercure ; ailleurs l'amélioration succède à l'ingestion d'iodure de potassium à des doses modérées. Faut-il attribuer à l'iodure certains accidents qu'entraînerait une cicatrisation trop rapide, et, d'après les conseils de Rollet et de Charnal, « suspendre de temps en temps la médication, afin de ne pas aggraver trop vite la suffocation, et pour qu'à la reprise du traitement les malades soient habitués à cette dyspnée et marchent ainsi par étapes successives jusqu'au rétrécissement définitif » ? Quoi qu'il en soit, Niemeyer préconise un traitement antisyphilitique très-énergique; il recommande, en se basant sur sa propre expérience, le calomel à hautes doses, d'après la méthode de Weinhold, qui consiste à administrer, tous les deux ou trois soirs et en deux fois, 1 gram. de protochlorure.

Nous pensons qu'il est opportun d'instituer dès l'abord le traitement ioduré et quelquefois la médication mixte, en se basant sur la date d'apparition des accidents. Plus rapide sera l'intervention, plus le résultat deviendra favorable, le degré d'atrésie consécutif se reliant toujours directement à l'étendue, à la profondeur de l'ulcération, et surtout à la plus ou moins grande conservation des anneaux affectés.

L'apparence, par intervalles, de retour complet à la santé permettant de rapporter l'obstruction soudaine des voies respiratoires à des débris de cartilages, les vomitifs pourront dans ce cas contribuer à l'expulsion des fragments nécrosés. Les fumigations émollientes apaiseront la toux ; un soulagement plus complet encore a été obtenu par des pulvérisations répétées avec la liqueur de Van Swieten.

Malgré les ressources de la thérapeutique, le malade n'en demeure pas moins sous le coup de complications qui peuvent éclater soudainement et l'emporter avant qu'il soit possible de songer même à recourir aux ressources de l'art. Faut-il, d'après Trélat, fixer l'instant opportun pour opérer au moment où les accès se rapprochent, où les menaces d'asphyxie s'accusent par de la cyanose même légère, le refroidissement, l'accélération et la petitesse même du pouls ? En attendant l'extrême affaiblissement, non-seulement on diminue volontairement les chances de succès, mais on s'expose aussi, même au milieu des apparences les plus favorables, à des accès inopinés qui défient les tentatives d'intervention les plus promptes.

Sans doute le siége de prédilection des obstacles à l'extrémité inférieure de la trachée aggrave singulièrement le pronostic de l'opération, surtout si l'on prend pour terme de comparaison les nombreux succès à la suite d'angustie du larynx. Nous n'en voyons pas moins deux malades, trachéotomisés *in extremis*, renaître à la vie ; l'un d'eux est emporté il est vrai vingt-sept jours après l'opération par un épanchement pleurétique purulent ; mais l'autre, opérée deux fois, a survécu depuis dix-huit mois avec sa canule en permanence dans la trachée ; cette femme peut aisément vaquer à différents travaux, et, sans être florissante, sa santé n'a pas subi pourtant une altération profonde.

Faut-il donc, sans danger immédiat, porter de sang-froid le bistouri sur le cou du malade ? Quelque pénible que puisse paraître au chirurgien une intervention en apparence cruelle, nous n'hésitons pas, en présence des faits, à déclarer que c'est là le seul moyen de prévenir un trépas subit d'autant plus regrettable que l'état des sujets pouvait, par une conduite plus hardie, laisser entrevoir un heureux résultat définitif. Rappelons que, quarante-cinq ans à peine avant nous, Hawkins repoussait hautement, dans la laryngite spécifique, la trachéotomie, qu'il considérait comme une ressource inutile. A ces maximes, l'expérience a répondu par des succès nombreux, et déjà en 1869, alors que l'on n'avait encore enregistré que des revers à la suite de trachéotomies tentées dans les cas de syphilis trachéale, nous voyons M. Trélat pencher en faveur de l'intervention chirurgicale, quelque minimes que puissent paraître les chances heureuses offertes par l'opération.

Des indications étendues et complètes sur le manuel opératoire à suivre dans les obstructions syphilitiques de la trachée nous entraîneraient hors des limites que nous nous sommes tracées. On pourra du reste consulter à ce sujet le brillant mémoire de M. Trélat. Nous nous bornerons à rappeler, pour les scléroses cicatricielles, la longue canule dilatatrice de M. Demarquay, formée, comme on le sait, de quatre valves susceptibles de s'écarter ou de se rapprocher à volonté, par suite de l'introduction ou du retrait de mandrins dont on varie le volume.

Dans les cas d'ulcères au lieu d'élection, quelle que soit leur étendue, on aura recours à la canule qui a servi dans les deux faits recueillis à l'Hôtel-Dieu de Lyon. Elle diffère simplement, avons-nous dit, des canules ordinaires par son fort diamètre, se rapprochant le plus possible du calibre normal de la trachée et par sa longueur, qui atteint 85 millimètres. Il sera possible ainsi de franchir les limites inférieures de l'ulcération ; on laissera cette canule à demeure, en ayant soin seulement de l'enlever de temps en temps pour en nettoyer les parois et permettre au malade d'expulser les parties mortifiées. D'après M. Diday, l'introduction de nitrate d'argent finement pulvérisé pourrait modifier avantageusement les surfaces ulcérées ; peut-être cette médication serait-elle possible, quoique plus difficile , même avant l'opération.

En même temps on instituera un traitement ioduré énergique et prolongé ; si dans ces conditions la cicatrisation s'opère, on obtiendra un rétrécissement modéré dont le calibre et la forme faciliteront l'introduction, dans les voies respiratoires, d'un volume d'air suffisant à la vie.

APPENDICE

Aux six observations contenues dans la seconde partie de cette étude, nous avons cru devoir ajouter les faits suivants, résumés pour la plupart, mais pour chacun desquels nous nous sommes efforcé de conserver les détails les plus importants.

OBSERVATION VII[1].

Ulcérations et rétrécissement de la trachée et des grosses bronches; hépatite gommeuse et hypertrophie de la rate ; adénopathies viscérales ; ovarite double et arthropathie des deux genoux.

G..., blanchisseuse, est admise, le 10 juin 1863, à l'Hôtel-Dieu, service de M. Guéneau de Mussy. Pâle, amaigrie et cachectique, cette femme présente, dans la région sus-claviculaire gauche, des ulcérations à fond blafard et à bords réguliers, non taillés à pic. Le cuir chevelu est, par places, privé de cheveux ; les ganglions cervicaux sont volumineux; l'extrémité interne de la clavicule gauche est gonflée, et le sternum tuméfié à la partie antéro-supérieure. Dans l'aine droite, il existe une ulcération linéaire profonde, livide et déjà ancienne ; les ganglions inguinaux sont médiocrement développés. Depuis quelques mois seulement, cette malade, qui nie avoir jamais eu de lésion aux parties génitales, voit sa santé faiblir peu à peu; il y a trois semaines que sa voix est enrouée, qu'elle tousse et qu'elle a de l'oppression. Depuis ce moment, elle remarque que sa déglutition est difficile; elle a de l'insomnie, une céphalalgie opiniâtre et un faible appétit. Absence de signes physiques de tuberculisation, malgré une dyspnée croissante, mais signes de bronchite et augmentation de volume du foie; jamais de crachements de sang.

---

[1] Lancereaux ; Traité historique et pratique de la syphilis, pag. 246; et pl. III.

Sous l'influence d'un vomitif, et plus tard de toniques, il se produit un léger degré d'amélioration. La dyspnée persiste toutefois, et par moments elle va jusqu'à l'orthopnée; survient enfin une diarrhée qui affaiblit la malade, et un érysipèle qui l'emporte.

Autopsie. — Sugillations sanguines sur le trajet des veines superficielles, coloration un peu verdâtre sur quelques points de la peau. OEdème des membres inférieurs ; à droite, immédiatement au-dessus de l'arcade de Fallope, ulcère profond dont les bords sont amincis et dont le fond est occupé par un ganglion atteint de dégénérescence gommeuse. A la partie supérieure et latérale du cou, à côté des ulcérations déjà décrites, se rencontre un ganglion lymphatique semblablement altéré et du volume d'une noisette. La cavité abdominale contient plusieurs litres de sérosité transparente ; les intestins sont lavés, et, comme l'estomac et l'œsophage, ils sont exempts d'altération. — Le foie adhère au diaphragme par des tractus nombreux situés principalement au niveau de son bord droit. Il a 25 centim. de largeur sur 20 de hauteur ; sa forme est plutôt triangulaire qu'elliptique, et ses faces sont creusées de sillons profonds et nombreux, ayant, les uns une direction transversale, les autres une direction antéro-postérieure. A côté des mamelons limités par ces sillons, la face convexe du foie se fait remarquer par la présence de tumeurs fermes et blanchâtres (gommes). Les bords de cet organe, déformés, présentent sur quelques points une perte de substance étendue.

Une coupe antéro-postérieure, vers la partie moyenne du lobe droit, met à découvert une tumeur gommeuse qui occupe près des trois quarts de l'étendue de ce lobe. Cette masse, d'une couleur blanc de paille, ferme, élastique, d'apparence fibreuse, ne se laisse pas pénétrer par le doigt. Elle est formée de plusieurs tumeurs plus petites agglomérées au sein d'une substance fibreuse, rétractile, au-dessus de laquelle elles font saillie.

Une coupe pratiquée à la partie moyenne du lobe gauche laisse apercevoir une autre masse gommeuse qui ne diffère de la précédente que par un moindre volume, et la présence dans son épaisseur de conduits biliaires dilatés et remplis de matière colorante. Cette masse est également constituée par l'agglomération de nodules circonscrits par une zone fibreuse résistante qui les sépare du tissu hépatique.

D'autres tumeurs plus petites et isolées se rencontrent encore, principalement à la surface du lobe gauche; elles sont, comme les précédentes, formées de noyaux et de petites cellules arrondies, disposées sous forme d'îlots disséminés au sein d'une trame fibreuse. La substance propre du foie a une teinte café au lait; les cellules hépatiques sont infiltrées de graisse. La vésicule biliaire renferme un calcul; la bile est liquide et verdâtre. La rate est volumineuse, recouverte d'une capsule épaissie et adhérente au diaphragme. Son parenchyme est ferme et brunâtre. Le pancréas est induré et rétracté. Les reins ont leur volume ordinaire et sont peu lésés.

Utérus normal; ovaires volumineux et indurés par la présence d'un tissu fibreux. Les glandes lymphatiques viscérales sont généralement malades; dans la région lombaire et iliaque, elles sont pour la plupart triplées ou quadruplées de volume, un peu molles et grisâtres; dans le mésentère, elles sont plus fermes et moins volumineuses ; elles sont également altérées à la racine des poumons. L'épiglotte est épaissie; le larynx est normal.

La trachée est saine dans sa partie supérieure, mais dans sa partie inférieure elle est rétrécie et présente des ulcérations profondes qui ont détruit la muqueuse et entamé les cartilages. Ces ulcérations, qui se prolongent jusque dans la bronche droite, ont un centimètre et plus dans leur grand diamètre. Le fond en est constitué par un tissu fibreux sous forme de tractus, formant des espaces comblés par des ganglions lymphatiques fermes et pigmentés; les bords sont irréguliers, festonnés et fibreux. La bronche gauche, notablement rétrécie, n'a que 2 centimètres de diamètre, tandis que plus bas elle en a 4. Elle loge difficilement un porte-plume de moyen calibre. La muqueuse qui la recouvre à ce niveau est rétractée; les cartilages correspondants sont altérés, mais non détruits. Les ramifications bronchiques sont intactes; sclérose de la base du poumon droit; intégrité de ce poumon dans le reste de son étendue, et même état du poumon gauche.

Le cœur est volumineux, de consistance un peu molle. L'aorte est le siége de quelques dépôts jaunâtres; l'artère carotide externe présente à l'émergence de l'artère linguale un dépôt qui l'obstrue presque complétement et qui est situé au-dessous de la tunique interne. Les articulations des genoux sont volumineuses et renferment plus d'un verre de sérosité jaunâtre un peu louche. Les synoviales sont épaissies et injectées, doublées en avant d'une masse élastique jaune grisâtre, ayant tous les caractères des dépôts gommeux ; quelques-uns des cartilages articulaires sont érodés.

OBSERVATION VIII.

(Résumé de l'observation de M. Bourdon[1].)

Ulcération syphilitique de la trachée, avec rétrécissement de ce conduit. — Trachéotomie. — Mort.

Mme X..., 46 ans, matelassière, entre à la Maison municipale de Santé le 21 avril 1863. Sept ans avant, chancre à la vulve suivi de fréquents maux de gorge; traitement irrégulier. En 1858, éruption cutanée, sans fièvre, disparaissant spontanément au bout de deux mois; puis ganglion suppuré dans l'aisselle gauche, et ulcération à la région tibiale antérieure gauche. Il y a deux ans, surtout dans la nuit, apparition d'accès de suffocation, sans toux ni expectoration. Depuis six mois dyspnée continue, aujourd'hui extrême; orthopnée continuelle. Inspiration très-longue et très-rapide accompagnée de cornage s'entendant à distance; expiration plus courte et plus facile; sensation d'un corps étranger à la partie inférieure de la trachée, près du bord du sternum; aucune tumeur en ce point. — Larynx non abaissé, mobile; voix entrecoupée, légèrement enrouée. Toux peu fréquente; crachats nummulaires, jaune-verdâtres, adhérents; quelques stries de sang. — Percussion normale, râles ronflants des deux côtés, souscrépitants à gauche et à la base. — Pas de fièvre ni de sueurs nocturnes. — Appétit diminué, digestions bonnes; pas de dysphagie, mais amaigrissement très-prononcé. — Traitement au proto-iodure ($0^{gr},05$); vésicatoire; inhalations émollientes. A la suite de ces dernières, les symptômes s'amendent, sauf le cornage et l'oppression.

Du 23 avril au 30 mai, après un violent accès le 23, des vomissements alimentaires après le repas le 24, à la suite de pulvérisation de liqueur de Van Swieten, coupée avec parties égales d'eau. Il se produit une amélioration notable; dyspnée moindre, sommeil dans le décubitus dorsal, parole moins entrecoupée, sensation de corps étranger presque nulle; toux peu fréquente; mais l'expectoration persiste. Rien au larynx, mais un peu de rougeur des cordes vocales.

31. La malade sort, n'ayant plus qu'un peu d'oppression et un léger sifflement quand elle s'anime ou prend un peu d'exercice.

24 juin. La malade a été reprise depuis quelques jours de toux quinteuse, d'oppression revenant par accès; voix naturelle, mais respiration redevenue sifflante; quelques râles sous-crépitants des deux côtés en arrière.

---

1 Union médicale. 1864.

25. Un accès de suffocation effrayant pendant la journée ; la trachéotomie pratiquée en toute hâte n'amène pas le soulagement qu'on attendait. La suffocation cesse, mais l'oppression et le sifflement persistent; la face ne tarde pas à devenir pâle, livide ; les lèvres se cyanosent; sueurs abondantes ; les forces s'affaissent.

26. On suppose que l'obstacle qui s'oppose à la respiration n'a pas été franchi par la canule; on la remplace par une autre plus longue d'un tiers. Mais, malgré de violents efforts, cette dernière ne peut pénétrer plus bas que la première ; une bonne partie du tube métallique, restée en dehors de la plaie, rend la fixation de l'instrument très-difficile ; aussi, vingt-quatre heures environ après l'opération, la malade succombe à une lente asphyxie.

OBSERVATION IX.

(Résumé de l'observation de M. Moissenet[1].)

X..., lingère, 27 ans, entrée à l'hôpital Lariboisière le 7 août 1858. Varioloïde à 9 ans. Menstruation régulière ; fièvre typhoïde à 20 ans (grave). Huit mois avant l'entrée, plaques muqueuses à la vulve et à l'anus. Deux mois après, névralgies principalement aux tempes et à l'occiput, surdité, troubles de la vue et de l'odorat. Disparition totale des accidents par un traitement mercuriel ; bronchite intense durant quinze jours. Depuis le 15 juin, à la suite d'une émotion vive, suffocation et aphonie passagères ; les accès deviennent fréquents, avec palpitations et mal de gorge.

A l'entrée : angine légère, adénite cervicale surtout à droite ; odorat nul ; timbre normal, argentin de la voix. Respiration bruyante, gênée; inspiration prolongée et sifflante ; expiration très-facile. Le moindre effort produit de la suffocation. Toux sèche et rare.

Pendant vingt-trois jours, l'état s'aggrave malgré le traitement spécifique institué à la suite d'aveux complets de la malade. Il survient une bronchite avec râles muqueux disséminés dans les deux tiers inférieurs des deux poumons ; crachats sans fausses membranes, ni sang, ni pus. Augmentation du sifflement trachéal, qui finit par ressembler à du cornage ; conservation de la voix. — Trachéotomie sans aucun bénéfice pour l'opérée ; mort le même jour.

Autopsie. — Pas d'engorgements ganglionnaires volumineux. Trachée : renflement manifeste terminé par un rétrécissement considé-

---

[1] Union médicale. 1858,

rable situé à 2 centimètres à peu près au-dessus de la bifurcation des bronches. Larynx intact. Un peu au-dessus du rétrécissement, quelques ulcérations et cartilage mis à nu. Le tissu cicatriciel, brillant et gauffré, descend d'un centimètre dans la bronche gauche et tapisse en partie l'origine de la droite. Disparition d'au moins quatre anneaux de la trachée. Hauteur du rétrécissement : un centimètre ; une sonde de femme le franchit difficilement. Poumons sains. Rien de remarquable dans les autres organes.

OBSERVATION X.

(Résumé d'une observation prise sur une malade observée par M Verneuil , 1866[1].)

Rétrécissement de la bronche gauche, diagnostiqué par MM. Cusco et Hérard ; rétrécissement consécutif de la trachée diagnostiqué par M. Verneuil. — Opération. — Mort.

Autopsie. — Sténose des deux bronches, surtout de la gauche, de la trachée immédiatement au-dessus de la bifurcation. Obstacle long de 7 à 8 millim. ; il commence brusquement en haut et se confond en bas avec les deux bronches rétrécies. Immobilisation de la trachée par diverses adhérences. Dilatation en ampoule des grosses bronches en dessous de la lésion. — Sur l'étendue de la portion rétrécie, tissu cicatriciel luisant, offrant un aspect réticulé qui rappelle certaines cicatrices succédant aux gommes superficielles de la peau. Au niveau et au-dessus du rétrécissement, trois ulcérations superficielles, larges en moyenne de 1 cent., comprenant toute l'épaisseur de la muqueuse, à bords taillés à pic, à fond végétant ou tapissé d'une pulpe grisâtre.

OBSERVATION XI[2].

Marguerite Rudloff, de Pottenstein, âgée de 42 ans, entra à l'hôpital Julius, de Würtzbourg, pour un rétrécissement syphilitique du larynx, et y mourut assez rapidement avec les signes d'un spasme laryngé, le 20 janvier 1854.

Autopsie. — Corps vigoureux, muscles bien colorés, tissu cellulaire interstitiel très-sec et résistant. Les ganglions jugulaires du côté gauche sont tuméfiés, pâles, d'un gris clair ; les ganglions profonds sont

---

[1] J. Cyr ; Thèse inaugurale. Paris, 1866.

[2] Virchow ; De la syphilis constitutionnelle, pag. 151. 1860.

plus translucides que les superficiels; les vaisseaux lymphatiques sont dilatés. La carotide est élargie, ainsi que ses branches; la membrane interne est épaissie, et en certains points elle a subi la dégénérescence graisseuse. Le nerf vague est pâle; la langue courte et épaisse ; les follicules sont très-volumineux. L'épiglotte, les ligaments et le pharynx ne présentent rien de particulier. — A partir des cartilages aryténoïdes, on remarque une tuméfaction œdémateuse. La muqueuse de la trachée est épaissie, plissée, rouge. Près du cartilage cricoïde est un rétrécissement si considérable, qu'on peut à peine y introduire l'extrémité du petit doigt. — On remarque au côté gauche une ulcération profonde qui commence à l'insertion postérieure de la corde vocale, s'étend en bas, occupant l'espace d'un pouce et demi, et ayant à la hauteur du cartilage cricoïde un diamètre transverse d'un demi-pouce. Les bords de l'ulcération, qui se termine en haut et en bas en pointe aiguë, sont à pic, comme taillés à l'emporte-pièce, calleux en haut et en arrière, un peu tuméfiés en bas. Au fond de l'ulcération, près du cartilage cricoïde, se trouve une granulation lobulée, mollasse, ayant une forme circulaire, 3/8 de pouce de diamètre, et dont la surface est pourvue d'un certain nombre de vaisseaux. Elle est recouverte d'une masse purulente que l'on peut faire sortir de l'intérieur de la tumeur. La granulation ayant été divisée, on voit qu'elle recouvre une cavité considérable contenant les débris du cartilage cricoïde. Ces derniers sont jaunes et ont en quelques points l'aspect ramolli; les bords du cartilage perforé sont comme stratifiés ; quelques parties sont pétrifiées. Plus en dehors, ossification étendue des cartilages cricoïde et thyroïde.

Les parois de la cavité sont lisses, blanchâtres, résistantes; en dehors on trouve un tissu conjonctif épais, tendineux, cicatriciel, qui s'étend de la cavité jusqu'à la glande thyroïde. C'est en ce point que se trouve le rétrécissement du larynx.

Les poumons, insufflés à gauche, ont perdu leur élasticité. Les ganglions bronchiques sont, à droite, tuméfiés et adhérents ; à la coupe ils présentent une injection franche, une consistance molle et une couleur blanc-rougeâtre ; la bronche droite est notablement rétrécie à l'endroit de la bifurcation et au-dessus ; à la coupe sa forme est triangulaire ; son diamètre est d'un quart de pouce, tandis que la bronche gauche a un demi-pouce. Cette dernière présente , tout près de la bifurcation, un rétrécissement plus considérable , mais n'ayant qu'un huitième de pouce d'étendue; la bronche adhère en ce point avec l'œsophage, normal du reste, au moyen d'un tissu épais et tendineux.

Les viscères, ayant été enlevés, sont examinés à part. La muqueuse de la trachée est rouge et fortement plissée ; on constate vers un des anneaux inférieurs de la trachée une cicatrice considérable, blanchâtre, radiée, avec rétrécissement du conduit aérien ; immédiatement au-dessous se remarque une dilatation. A la paroi postérieure, se trouve une excroissance de la muqueuse, aplatie, du volume d'une lentille ; à droite, la bronche est épaissie et rétrécie jusqu'à ses rameaux suivants, qui y participent dans une petite étendue ; au-dessous, la muqueuse est rouge et les bronches sont dilatées. Dans le lobe inférieur du poumon, qui est normal du reste, se trouvent quelques ectasies bronchiques plus considérables. En ces points, les bronches sont remplies d'un mucus abondant ; le tissu qui les entoure est épaissi, et cette altération se continue jusqu'à la plèvre.

Le lobe droit du foie est augmenté de volume et la capsule épaissie ; le tisssu hépatisé est hyperémié, atrophié autour de la vésicule du fiel ; les conduits biliàires sont gorgés. La rate est plus volumineuse que d'habitude ; elle est molle, contient peu de sang ; son enveloppe séreuse est épaissie, ses follicules sont peu nombreux. Les reins sont à peu près normaux ; ils contiennent quelques kystes ; les papilles sont infiltrées. Catarrhe de l'estomac et de l'intestin grêle.

Les ovaires sont très-volumineux ; le plexus pampiniforme est gorgé de sang. Petits kystes au ligament large ; réclinaison de l'utérus, normal du reste. Le col, dont l'orifice externe est très-dilaté, présente une large excoriation, avec des vaisseaux dilatés. Petites taches rougeâtres très-vasculaires, à la paroi supérieure du vagin ; cicatrice longitudinale, calleuse à l'entrée du vagin.

OBSERVATION XII.

(Résumé de l'observation de M. Bœckel[1], de Strasbourg.)

En mai 1861, Mme X..., âgée de 56 ans, sujette aux bronchites, se plaint de douleurs au niveau du larynx ; sa voix devient voilée, sa respiration bruyante est de plus en plus difficile. Depuis deux ans elle portait à la fesse un ulcère dont la nature, malgré les dénégations de la malade et vu les mœurs peu orthodoxes du mari, fit instituer un traitement par des pilules de sublimé ; l'ulcère s'améliora bientôt, sans que la respiration devînt plus facile.

2 août. La malade, assise sur son lit, est en proie à une dyspnée

---

[1] Étude clinique des rétrécissements syphilitiques de la trachée. 1862.

telle, que le moindre mouvement donne lieu à de la suffocation. Pouls petit, régulier, sans fréquence anormale. A chaque inspiration, les muscles du cou et de la partie supérieure du thorax se contractent convulsivement, et la respiration s'accompagne d'un bruit serratique sec, sans mélange de bruits muqueux ; la voix, très-faible, est voilée, un peu rauque. Résonnance normale de la poitrine, murmure vésiculaire couvert par les bruits laryngés. En auscultant avec le stéthoscope, il semble que le bruit est à son maximum d'intensité au niveau du larynx.— En touchant par la bouche, on constate la consistance et le volume normaux de l'épiglotte et des cordes vocales. La suffocation devenant menaçante, le 5 août on pratique la laryngo-trachéotomie, en incisant le cartilage cricoïde et le premier anneau de la trachée. On introduit une canule double, grosse comme le pouce ; aucun soulagement n'est apporté par l'opération. Une grosse sonde en gomme, introduite profondément, rencontre vers la naissance des bronches un obstacle qu'elle ne peut franchir, mais les douleurs et l'anxiété de la malade ne permettent pas d'en préciser la nature. — Les jours suivants, on reconnaît que le murmure vésiculaire entendu du côté droit est absolument nul à gauche. On place en conséquence le siége du rétrécissement dans la bronche gauche, point inaccessible à une opération. — La malade meurt le 7 septembre.

Autopsie. — On constate un rétrécissement cicatriciel au niveau de la bifurcation des bronches. Des brides et des cicatrices étoilées s'étendent de la partie inférieure de la trachée jusqu'à 2 centimètres dans les bronches. Les anneaux cartilagineux, déformés, contribuaient au rétrécissement qui permettait encore le passage d'une tige ayant un demi-centimètre de diamètre, tandis qu'à gauche l'introduction était impossible, la paroi de la bronche ayant disparu sur une certaine étendue, et la perte de substance étant comblée par des ganglions dont un n'était plus guère qu'une cavité suppurante ouverte dans les bronches. — Poumons emphysémateux avec quelques tubercules crétacés au sommet ; à la base, lobules pulmonaires oblitérés.

OBSERVATION XIII.

(Résumé de l'observation de MM. VIGLA et CHARNAL[1].)

F....., 36 ans, valet de pied, entre, le 25 octobre 1858, dans le service du Dr Vigla.

---

[1] *Union médicale.* 1859.

Santé antérieure excellente, moins une sciatique et un ictère passager. Chancres douze ans auparavant. Depuis deux mois, amaigrissement ; rhume intense ; crachats rares, striés parfois de sang ; jamais de sang pur. Sueurs nocturnes ; appétit bon. Bientôt, accès de suffocation à la moindre fatigue.

Au moment de l'entrée : dypsnée intense ; orthopnée. Inspiration très-bruyante, plutôt avec du ronflement trachéal que du sifflement. Voix altérée, nasonnée à la suite d'une perforation du palais précédée d'un mal de gorge. Pas de douleurs dans le larynx ou la poitrine ; peu de toux. Crachats semblables à ceux des phthisiques. — Du côté du thorax, sonorité normale ; murmure respiratoire couvert par les bruits laryngiens. Par le toucher, rien à l'épiglotte ; par la pression, pas de douleur au larynx. Amélioration par l'iodure de potassium, de 1 à 4 gram. progressivement ; le malade peut même chanter.

Tout à coup, accès de suffocation ; inspiration des plus pénibles ; inutilité des vomitifs ; *trachéotomie*. Insuccès de l'opération, malgré le manque d'indices pouvant faire supposer un rétrécissement au-dessous de la canule par l'exploration à l'aide du doigt ; emphysème du tissu cellulaire du cou. Mort le lendemain de l'opération, malgré le changement de la canule remplacée par une autre plus volumineuse.

Autopsie. — Cicatrice ancienne au larynx. Au niveau du onzième anneau, rétrécissement de 0^m,028 portant sur la moitié gauche de la trachée. Début brusque par un repli qui correspond exactement à l'extrémité inférieure de la canule ; au-dessous, dilatation. Six anneaux, dont la moitié droite est intacte, sont compris dans la cicatrice ; ils sont contournés sur eux-mêmes et brisés. — Dilatation des deux bronches ; pas d'ulcérations trachéales ; poumons sains.

OBSERVATION XIV.

(Résumé de l'observation due au Dr WORTHINGTON[1].)

Charles N..., 49 ans ; syphilis contractée en 1833 ; presque à la même époque, toux, gêne de la respiration et de la déglutition qui va en augmentant jusqu'en 1837. A ce moment, respiration tellement difficile *que chaque inspiration durait dix secondes.* Expiration beaucoup moins difficile ; voix très-altérée, rude et rauque ; toux fatigante

---

[1] Cruveilhier ; Anatomie pathologique.

avec crachats mucoso-purulents très-abondants. On diagnostique un obstacle à la trachée ou au larynx. Mort subite le 15 mai 1841.

Autopsie. — Juste au-dessous du cartilage cricoïde et dans une hauteur de 3 pouces, rétrécissement dont le diamètre correspond à la grosseur d'une plume de corneille. Au-dessous, amincissement avec dilatation des anneaux s'étendant jusqu'à la bifurcation. Cicatrice de la trachée lisse, mais un peu irrégulière ; larynx sain. Carie des fosses nasales.

OBSERVATIOM XV.

(Résumé d'une observation lue par M. Civet, à la Société des Sciences médicales de Lyon. 1861.)

Jean D...., entre à l'Hôtel-Dieu de Lyon le 23 mars 1861. Employé au chemin de fer. Peu de détails sur les antécédents. Le malade nie avoir eu la syphilis. Depuis six ans, accès de dyspnée survenant surtout après une fatigue quelconque.

A l'entrée (service de M. Delore), face bouffie, non cyanosée ; exophthalmie. Respiration bruyante et gênée ; inspiration prolongée avec ronflement laryngo-trachéal. Orthopnée ; suffocation exaspérée par les mouvements ou la conversation. Toux faible, pénible ; un peu d'expectoration muqueuse. Voix un peu rauque, mais conservée, parole assez facile. Pas de douleur à la pression sur le larynx ; léger engorgement ganglionnaire ancien, à la partie gauche du cou.

A l'exploration du thorax, exagération de la sonorité ; à droite, murmure respiratoire masqué par les bruits trachéaux. — A l'examen laryngoscopique, larynx sain ; cordes vocales très-blanches et séparées dans l'inspiration par l'intervalle normal. — On diagnostique une tumeur intra-thoracique. — Mort treize jours après.

Autopsie. — Aucune compression de la trachée par lésion des organes voisins. Légère hypertrophie du cœur avec un peu de dilatation de la crosse de l'aorte.

Pas de traces de tubercules au poumon ; à droite, emphysème et quelques adhérences pleurales. — Le larynx est intact, mais on trouve, juste au-dessous du cartilage cricoïde, une déformation existant surtout à droite et occupant une hauteur d'environ 1 centim. A ce niveau, les cerceaux cartilagineux ont perdu leur forme circulaire. La moitié droite des deux premiers est concave et proémine dans la trachée ; à gauche, épaississement très-notable faisant saillie à l'intérieur. Pas de traces d'ulcérations ni de cicatrices. Le diamètre de la trachée égale à peine la moitié du diamètre normal. La muqueuse laryngo-trachéale est saine, lisse et rosée.

L'incertitude du diagnostic, dans cette observation, incomplète à plusieurs points de vue, ne permet pas d'y puiser quelques données utiles. L'auteur s'est contenté des dénégations du malade au point de vue spécifique ; en présence de l'intégrité des poumons et du larynx, il n'a cherché ensuite à rattacher à aucune cause la lésion qu'il signale.

Nous avons cru néanmoins devoir en faire mention. La localisation des accidents sur les cartilages trachéaux, sans altération profonde de la muqueuse, rendrait son intérêt très-vif, si des investigations plus attentives avaient, soit du vivant du malade, soit à l'autopsie, permis de découvrir des manifestations syphilitiques en d'autres points.

FIN.

TABLE DES MATIÈRES.